ZWILLINGE
das Magazin

Das Mitmach-Magazin für Zwillings- & Drillingseltern

Band 33
Juli/August 2018

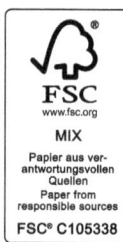

© Marion von Gratkowski
Postfach 40 11 11
D-86890 Landsberg
Tel. 0049-(0)8344-809 95 39
info@twins.de
www.twins.de
Redaktion: Marion von Gratkowski
Titelfoto: Amélie & Marie Böhm
Fotos & Texte: Privat
Herstellung & Verlag: BoD - Books on
Demand, Norderstedt
1. Auflage Juli 2018
ISBN 978-3-7528-3996-8

2 Impressum

3 Inhaltsverzeichnis

4 Editorial

5 Bezugsbedingungen

8 Plötzliche Entbindung - Anpassungsschwierigkeiten für mich

14 Ihre Beiträge in unserem Heft

15 So schütze ich Ihre Daten

16 Raubtierfütterung leicht gemacht

18 Schnelle Tipps - praktische Ideen

20 Rutschfeste Sommerschuhe

22 Sonnenschutz ist wichtig!

25 Sicherheit im Wasser

27 Sommerzeit - Töpfchenzeit

30 Mobilität: Kinderanhänger

33 Nicht jedes Fahrrad passt

35 Wir fahren Fahrrad! Mama freut's

36 Vorlesen schafft neue Leseratten

37 Neue Bücher: Schule der Magischen Tiere - Endlich Ferien!

38 Rezept: Wir backen Stockbrot

40 Fotoparade: Plantschbecken

42 Kolumne: Reden hilft!

44 Unsere Titelmädchen: Amélie und Marie

45 Tischmanieren bei Zwillingen

46 Kindergarten & Schule - Trennung?

48 Trennung - die Diskussion

52 Starke Mütter, schwache Väter?

54 Schulranzenkauf

56 Der Frühchenverein wird 25!

58 Studie: Rauchen verändert

59 Bisher erschienene Hefte

60 Urlaub im Elsaß

65 Wenn Windeln auf Reisen gehen

68 Zu guter Letzt

ZWILLINGE - DAS MAGAZIN Ausgabe Juli/August 2018 Nr. 33: 7,99 €, auch als E-Book für 5,99 €. ISBN 978-3-7528-3996-8

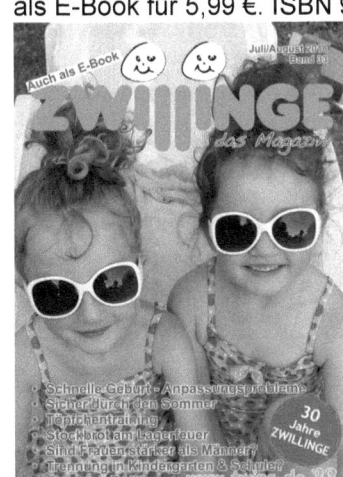

Bestellbar auf www.twins.de oder im Buchhandel - online & Laden.

Liebe Leserin, lieber Leser,
liebe Zwillingseltern, liebe Drillingseltern,

vielleicht haben Sie es mitbekommen: Ende Mai ist eine neue, europäische Datenschutz-verordnung, die DSGVO = DatenschutzGrundverordnung, in Kraft getreten. Sie macht vor allem kleinen und mittleren Betrieben, aber auch Vereinen und Blogbetreibern großes Kopf-zerbrechen. Denn der Einführung der DSGVO wird eine große Welle von Abmahnungen folgen. Die Rechtsanwälte der „Abmahnmafia" sitzen bereits in den Startlöchern.

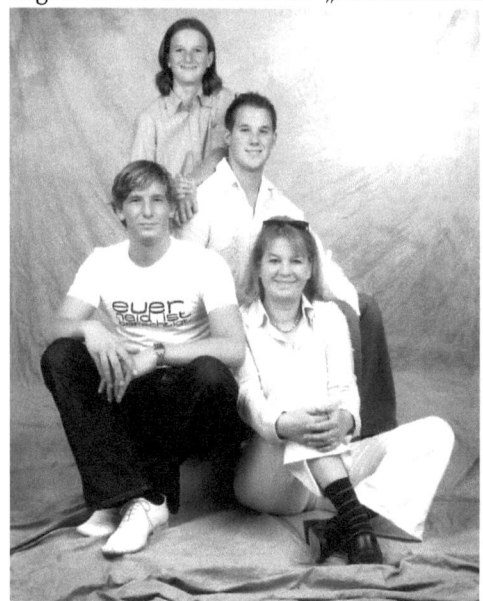

Constantin (von links), Nicolai, Maxi-milian und Marion von Gratkowski

Mehr Schutz für die User oder nur Stress für alle?

Natürlich hat die DSGVO auch mir großes Kopfzerbrechen bereitet. Glücklicherwei-se fand ich auf der offiziellen Internetseite der IHK (Industrie- und Handelskammer), deren Zwangsmitglied (ohne jeden Nutzen bisher) ich seit vielen Jahren bin, einen Text, der auf unsere Bedürfnisse angepasst, den neuen Vorschriften Genüge tun könnte ... ich hoffe es jedenfalls. Weitere Hinweise zum Datenschutz finden Sie dieses Mal ab Seite 15.

Die „Ja-ich-will-Aktion"

Sicherheitshalber habe ich auch alle News-letter-Abonnenten (über www.twins.de kann man einen Newsletter abonnieren) angeschrieben. Mit den Worten „Ja, ich will" sollten diejenigen, die ihn weiterhin bekommen möchten, dies bestätigen. Lustig: So viele Ja-Worte habe ich in meinem Leben noch nie bekommen ... Ehrlich gesagt bisher nur eins - denn ich bin seit 36 Jahren verheiratet.

Und das steht im neuen Heft ZWILLNGE – DAS MAGAZIN

Unsere Themen diesmal kreisen um den Sommer ... wir stellen Ihnen wichtige Utensilien für den Badespaß vor (Seite 25), mahnen Sie, an den Sonnenschutz zu denken (Seite 22), außerdem widmen wir uns der Mobilität und geben ein paar Tipps für Fahrradanhänger für Kinder (ab Seite 30). Und Sommerzeit ist Töpfchenzeit (ab Seite 27). Und natürlich geht's bei uns auch um Zwillinge ... und das auf allen Seiten.

Viel Spaß beim Lesen – Ihre/Eure Marion von Gratkowski

ZWILLINGE - DAS MAGAZIN Nr. 34: Was ist darin geplant?

Zu folgenden Bereichen/Themen suchen wir noch Beiträge:

- Schwangerschaft & Geburt
- Kaiserschnitt
- Stillen/Fläschchen füttern
- Schlaflose Nächte
- Umstellung auf feste Kost (Brei)
- Herbstideen - Basteln & Draußen
- Streit, Konkurrenz, enge Verbindung

- Kindergartenstart
- Schule - Trennung oder nicht?
- Urlaubsideen für den kommenden Herbst und Winter
- Rezepte für das Backen & Kochen mit Zwillingen und Drillingen

Wie Sie Ihre Beiträge schicken können, steht auf Seite 14. Mehr zum Thema Datenschutz steht auf Seite 15.

Was finde ich jetzt wo, wenn es hier nicht mehr steht?

- Termine & Veranstaltungen finden Sie ab sofort auf unserer Internetseite www.twins.de
- Eine Übersicht über unser komplettes Buchprogramm finden Sie ebenfalls auf unserer Homepage unter www.twins.de
- Auch all die Hefte der bisherigen Zeitschrift, die man sich noch bestellen kann, sind unter www.twins.de zu finden.
- Neuerungen werden auch auf Facebook auf unserer Seite „zeitschrift zwillinge" oder im Blog www.zwillingemachenkriegenhaben.de bekannt gegeben.

Es lohnt sich also immer, auch einmal einen Blick auf unsere Homepage zu werfen oder einfach den newsletter auf www.twins.de zu abonnieren, da wir Sie dann immer einmal wieder mit unseren Neuerungen bekannt machen.

BEZUGSBEDINGUNGEN

- ZWILLINGE - DAS MAGAZIN löst unsere bisherige Zeitschrift ZWILLINGE ab.
- Erscheinungsweise: zweimonatlich.
- Erscheinungstermine sind: 24. September 2018, 26. November 2018, 28. Januar 2019, 25. März 2019, 27. Mai 2019 und 29. Juli 2019 (unter Vorbehalt) usw.
- Das Magazin kann einzeln oder im Abonnement bezogen werden.
- Einzelhefte kosten 7,99 Euro plus Porto 1,- Euro.
- Abonnements kosten 54,- € befristet auf 1 Jahr; 52,- € fortlaufend bis zur Kündigung eines Tages.
- Abonnements gelten fortlaufend und mindestens 1 Jahr = 6 Hefte.
- Die Kündigung muss schriftlich erfolgen per E-Mail an info@twins.de oder per Brief (KEIN Einschreiben!!!) an unsere Adresse:

- ZWILLINGE, Postfach 40 11 11, D-86890 Landsberg am Lech.
- Unser Fax: 0049-(0)8344-809 95 40.
- Einzelhefte und Abonnements müssen vorausbezahlt werden.
- Unsere Bankverbindung: Hypovereinsbank Landsberg, Lutz von Gratkowski, IBAN: DE77 7202 0070 6110 3155 60, SWIFT-BIC: HYVEDEMM408
- Zahlung per Paypal geht in Verbindung mit unserer E-mail-Adresse. ABER: **Bitte Gebühren zu Ihren Lasten!**
- Alle Rechte für den Inhalt liegen bei Marion von Gratkowski, Verlag von Gratkowski, Postfach 40 11 11, D-86890 Landsberg.
- Unsere Internetpräsenz: www.twins. de, E-mail: info@twins.de
- Etwas unklar? Rufen Sie mich bitte an: Tel. 08344-809 95 39.

Briefe an die Redaktion

Eigentlich wollten wir die Rubrik „Leserbriefe" weglassen. Aber es wäre doch schade, wenn unsere Leserinnen und Leser keinen Beitrag mehr kommentieren dürften. Also - einigen wir uns darauf, nur zwei Seiten (statt bisher vier) zu veröffentlichen.

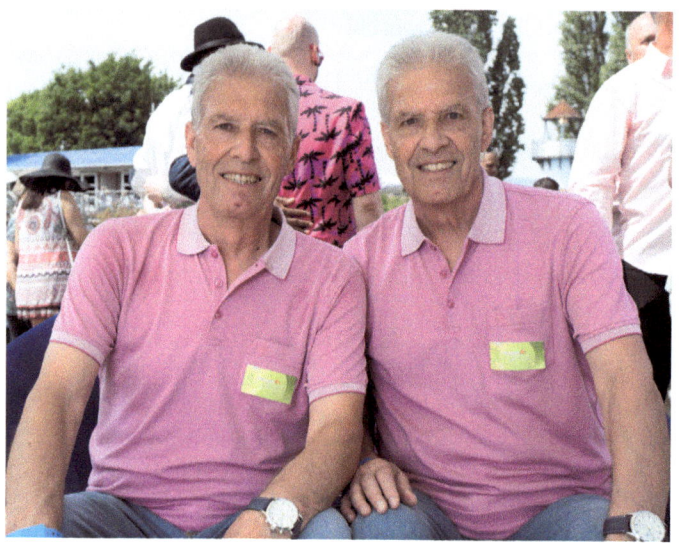

Hans und Peter Fass sind immer gerne dabei, wenn sich Zwillinge treffen. Sie haben auch eine Menge lustiger Begebenheiten zu erzählen. Zum Beispiel die, dass sich ein kontrollierter Autofahrer betrunken wähnte, weil er plötzlich doppelt sah.

Hans und Peter Fass dürfen wir mit Namen nennen, denn die beiden sind sichtlich stolz auf ihren Zwillingsstatus. Die Polizisten im Ruhestand waren beim Zwillings-Spezial im ZDF-Fernsehgarten dabei.

Vielen Dank für Ihre Nachricht mit dem Hinweis auf den ZDF Zwillings-Fernsehgarten am Pfingstmontag. Wir wurden nach unserer Bewerbung als Gäste eingeladen.

Man hatte uns sogar als Spielekandidaten ausgesucht. Davon haben wir jedoch Abstand genommen, weil wir nicht mehr die Jüngsten sind und auch nicht kurzfristig absagen wollten. Es wurden für uns Sitzplätze reserviert, sodass wir die Live-Show entspannt verfolgen können. Herzliche Grüße - Hans und Peter Fass

PS. Wir hatten einen angenehmen Aufenthalt in Fernsehgarten/Gelände des ZDF. Es hat alles gepasst, das Wetter hat auch mitgespielt. Für uns war es ein anstrengender, aber auch erlebnisreicher Tag. Wir konnten mit vielen anderen Zwillingen Kontakt aufnehmen und wir konnten angenehme Gespräche führen. Gerne werden wir uns an den schönen Tag erinnern. Von der Fotoaktion am 21. Mai 2018 übersenden wir Ihnen eine Aufnahme.

Unsere langjährige, treue Leserin Sabine K. möchte sich für die Taucherbrillen bewerben ... und natürlich schickt sie neue Fotos.

Hallo Frau von Gratkowski, ich weiß gar nicht wo ich anfangen soll ... heut ist Ihre Zeitung ZWILLINGE im Briefkasten gewesen und ich habe sie sofort fertig gelesen! Wie immer gut! Und Ihnen gratuliere ich ganz herzlich zur Oma - (Superoma)!

Und ich möchte mich für die zwei Taucherbrillen bewerben (da ich zwei Wasserratten habe). Leon und Leonie waren gerade heute wieder im Hallenbad und sind mit roten Augen zurückgekommen, da wir momentan keine Taucherbrille haben.

Das sagt die Redaktion dazu: Freut mich, dass Ihnen die Zeitschrift gefällt. Und klar, kriegen Leon und Leonie die Taucherbrillen. Danke auch für die Glückwünsche - ich werde demnächst Oma. Und da freue ich mich riesig drüber. Mein Zwilling Max und seine Frau Stephanie werden Eltern ... und auch wenn Stephi erblich erheblich vorbelastet ist (beide Eltern sind Zwillinge), wird es nur ein Kind ... zum Üben ;-))

Petra H. wendet sich mit einer Frage an unsere LeserInnen. Wie schafft Ihr es, Eure Zwillinge zum Aufräumen zu bringen? Zuschriften an info@twins.de
Liebe Redaktion, ich schreibe Euch heute einen kurzen Gruß, mit dem ich eine Frage verbinde. Ich lese Euer Magazin sehr gern und wünschte nur, ich wäre schon viel früher darauf gestoßen. Hier fühlt man sich als Zwillingsmutter direkt angesprochen und findet sich in vielen Beiträgen wieder. Sobald ich Zeit habe, werde ich auch einmal etwas beisteuern. Diesmal nur ein dickes Lob und folgende Frage:

Meine Zwillinge (Mädchen/Junge) kommen im Herbst in die Schule. Wir haben eigentlich keine Probleme mit den beiden, aber eben doch ein großes Problem: das Aufräumen. Die beiden bewohnen derzeit noch ein gemeinsames Zimmer. Es sieht jeden Abend (spätestens) aus, als hätte eine Bombe eingeschlagen ... und keiner der beiden fühlt sich für das Aufräumen zuständig. Wenn der Verhau so bleibt, dann sehe ich schwarz, dass die Hausaufgaben eines Tages (ab Herbst) im Kinderzimmer (Schreibtische vorhanden!) gemacht werden. Wie bringen andere Zwillingseltern ihre Kinder zum Aufräumen?

Das sagt die Redaktion: LeserInnen fragen Leserinnen: Wer Tipps für diesen Problemfall hat, schreibt einfach an info@twins.de

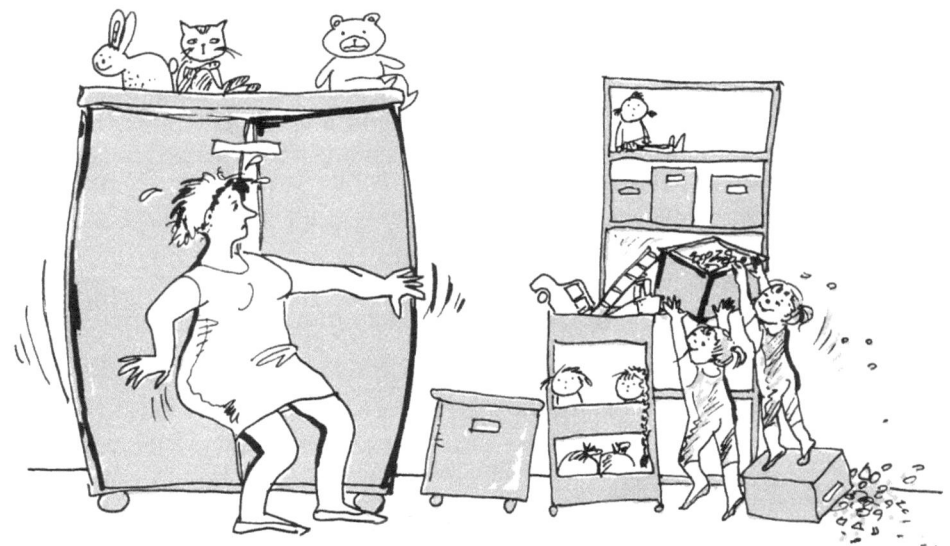

Verdacht auf Gestose: Dann ging es schnell ...

Nicht immer verlaufen Zwillingsschwangerschaften wie im Bilderbuch. Bei Nadine, die eigentlich mit einer harmonischen Schwangerschaft bis zuletzt gerechnet hatte, wurde eine Schwangerschaftsvergiftung diagnostiziert. Die Entbindung per Kaiserschnitt kam überraschend für die junge Mutter.

Ich bin begeisterte Leserin der Zeitschrift ZWILLINGE - das Magazin und möchte Euch heute über die Geburt meiner Zwillinge berichten.

Am 16.12. erfuhren erfuhren mein Mann und ich - er 28, ich 24 -, dass ich schwanger bin. Nur kurze Zeit später, nämlich Anfang Januar haben wir dann erfahren, dass es sich sogar um Zwillinge handelt. Der große Schock kam nicht, dafür aber große Freude - auch bei meinem Mann.

Erste Anzeichen für eine Schwangerschaftsvergiftung.

Die erste Zeit in der Schwangerschaft ging es mir nicht besonders gut. Ich plagte mich Übelkeit und Erbrechen. Das Erbrechen blieb dann sogar bis zum Ende der Schwangerschaft, dann allerdings nicht mehr so oft.

Ab dem fünften Monat ging es dann bergauf. Ich fühlte mich ein wenig besser und das Frühstück blieb auch meistens drin. Allerdings hatte ich ab diesem Zeitpunkt erhöhten Blutdruck.

Im Mai besuchten wir dann einen Geburtsvorbereitungskurs. Ich ging damals davon aus, dass ich eventuell natürlich entbinden könnte.

In der SSW 31 überwies mich dann mein Frauenarzt ins Krankenhaus. Verdacht auf Gestose, wegen meines hohen Blutdrucks,

der war 150 zu 90. Bis dahin hatte ich 14 Kilogramm zugenommen und schon extrem Wasser in meinen Fingern und Beinen eingelagert. Auch ein Indiz für eine mögliche Gestose.

Nach nur einer Woche durfte ich dann aber wieder nach Hause. Aber nur unter der Bedingung, dass ich dreimal täglich Blutdruck messe und einmal wöchentlich in die sogenannte Intensiv-Schwangerenberatung komme.

Nur zwei Wochen später, am 4. Juli, fuhr mein Mann mich abends ins Krankenhaus. Ich hatte plötzlich ganz viel Wasser eingelagert. Meine Beine konnte ich kaum bewegen, so prall waren sie. Da habe ich es mit der Angst zu tun bekommen.

Am nächsten Tag stellte sich heraus, dass ich in den zwei Wochen sage und schreibe 18 Kilogramm zugenommen hatte! 18 Kilogramm fast nur Wasser!

Sicherheitshalber wurde ein Medikament für die Lungenreife gespritzt.

Im Krankenhaus wurde dann gleich ein CTG gemacht, das allerdings bestens war. Bei der nachfolgenden Untersuchung war auch nichts auffälliges. Den Kindern ging es soweit gut.

Sicherheitshalber spritzten sie mir nachts ein Medikament für die Lungenreife der

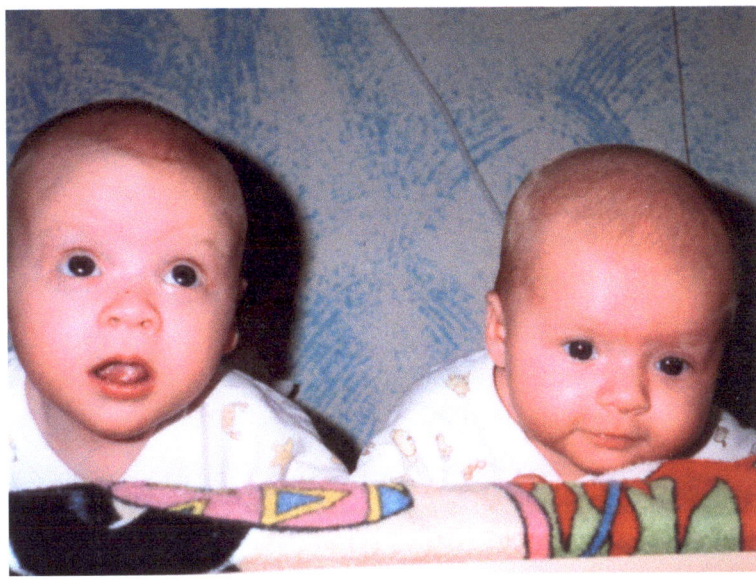

Je drama-tischer die Geburt, desto mehr Anpas-sungs-schwierig-keiten bei der Mutter. Ben (hier links) und Joy haben sich aller-dings gut gemacht.

Babys. Am nächsten Tag ging es mir zwar ganz gut, aber immer noch konnte ich mich wegen der geschwollenen Beine kaum bewegen.

Den Tag über sagten weder Ärzte noch Schwestern etwas zu mir. Dabei wollte ich ja eigentlich wissen, was mit mir los wäre und auch wie es weiterginge ... Die Ärztin meinte nur, dass der Oberarzt am Nachmittag käme, um mit mir zu sprechen. Tagsüber sollte ich meinen Urin sammeln und da merkte ich, dass ich gar keinen Urin mehr ausscheiden konnte, trotz des vielen Trinkens. Da war mir klar, dass etwas nicht stimmt.

Abends um 20 Uhr kam dann endlich der Oberarzt. Ich erzählte ihm von den starken Wassereinlagerungen und dass

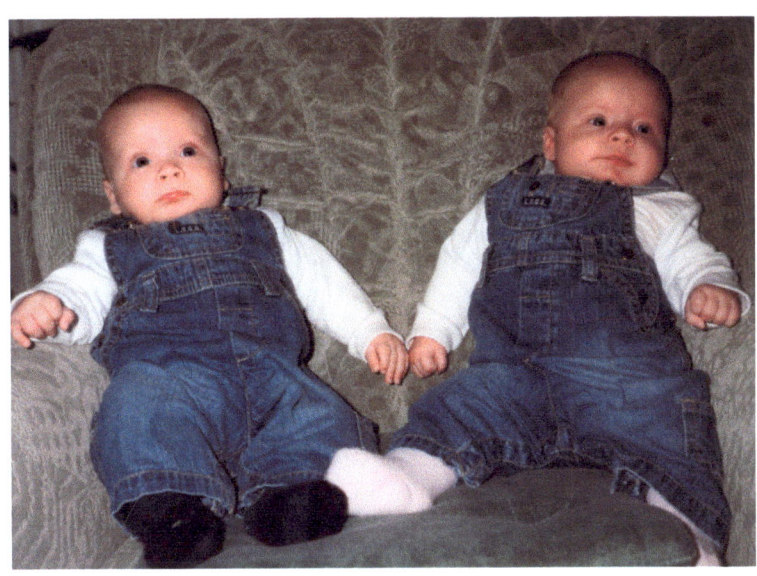

Auf Omas Sessel wird gekuschelt - Ben (hier links) und Joy haben alles auf-geholt. Hier sind sie drei Monate alt.

ich keinen Urin mehr hatte. Er ging kurz raus. In der Zwischenzeit wurde mir Blut abgenommen und ich bekam eine weitere Lungenreifungsspritze für die Babys.

Als der Oberarzt zurück kam, meinte er nur, dass sie die Kinder noch in dieser Nacht holen würden. Das war ein richtiger Schock für mich. Schließlich waren es noch sechs Wochen bis zum errechneten Geburtstermin. Jetzt hatte ich Angst um meine Kinder.

Mein Mann sollte beim Kaiserschnitt dabei sein.

Ich bettelte darum, dass mein Mann bei der OP dabei sein dürfte. Ich würde ja durch die Vollnarkose nichts von der Geburt unserer Kinder mitbekommen. Die Ärzte drückten dann beide Augen zu und waren damit einverstanden.

Von da an ging alles ganz schnell. Ich wurde für die OP fertig gemacht. Um 22.42 Uhr kam Joy mit 2.020 Gramm und 45 Zentimetern. Um 22.43 war Ben da. Er wog 2.360 Gramm und war 45 Zentimeter lang.

Im OP zeigte mit eine Kinderärztin kurz Joy.

Ben war schon auf dem Weg zur Frühgeborenenstation. Dort erfuhr ich am nächsten Tag, wie ernst es um mich stand. Ich hatte eine schwere Schwangerschaftsvergiftung.

Meine Eltern warteten im Krankenhaus.

Am nächsten Tag kamen mein Mann und meine Eltern (sie waren während der Entbindung auch die ganze Zeit im Krankenhaus) und zeigten mir die ersten Fotos von unseren süßen Zwergen. Den Babys ging es gut. Ben hatte allerdings für 36 Stunden eine Atemhilfe. Beide hatten für die frühe Geburt ein relativ gutes Gewicht. Sie mussten jetzt nur noch zunehmen.

Auf der Intensivstation, wo ich lag, ging es mir gar nicht gut. Ich war so geschockt von der schnellen Entbindung, dass ich beim Anblick der Fotos von unseren Babys nur heulen musste. Ich wollte nur noch zu ihnen, aber ich durfte nicht. Mein Mann nahm von unseren Süßen dann ein Video auf, doch auch hier kamen bei mir nur die Emotionen hoch, so dass ich es gar nicht richtig anschauen konnte.

Zweieinhalb Tage später war es dann

Wie sinnvoll ist es, dass der Vater beim Kaiserschnitt dabei ist?

Auf jeden Fall ist die Anwesenheit des werdenden Zwillingsvaters bei der Kaiserschnittgeburt eine wichtige Unterstützung für die Frau. Hebammen bestätigen, dass die werdende Mutter dadurch entspannter ist und das wiederum führt dazu, dass es auch den Babys während der Geburt besser geht, da eine bessere Sauerstoffversorgung gewährt ist.

Aber auch für den Vater selbst, ist das Dabeisein wichtig. So fühlt er sich nicht ausgeschlossen. Im Gegenteil, er fühlt sich eingebunden und hat dadurch auch eine Aufgabe bei der Entbindung. Und wichtig ist auch, dass er als Vater frühzeitig Kontakt zu seinen Kindern bekommt. Er kann sich auch direkt nach der Geburt aktiv um seine Kinder kümmern.

Auch bei Männern wurde eine deutlich höhere Ausschüttung des „Liebeshormons" Oxytocin nachgewiesen, wenn sie beim Kaiserschnitt dabei waren. Und dieses Hormon sorgt für eine bessere Bindung an die Zwillingsmutter und die beiden Kinder.

soweit. Ich wurde von der Intensivstation auf die Wochenstation verlegt und durfte nun auch meine Kinder besuchen. Als ich sie zum ersten Mal sah, kamen mir wieder die Tränen. Sie waren so klein und zerbrechlich. Auf den Fotos hatten sie viel „dicker" ausgesehen. Aber sie waren zuckersüß. Ich bekam gleich meine Tochter auf die Brust gelegt. Das Gefühl war umwerfend. Abends durfte ich dann mit Ben kuscheln.

Anfangs fühlte ich mich nicht für voll genommen auf der Intensiv-station.

Mit der Frühgeborenenstation war ich am Anfang gar nicht zufrieden. Ich wurde als Mutter nicht für voll genommen. Die Schwestern behandelten einen wie Luft. Ich hatte das Gefühl, dass ich störte, wenn ich meine Kinder besuchte. Man musste direkt drängeln, dass sie einen die Babys füttern und wickeln ließen. Als die Routine bei mir allerdings da war, wurden auch die Schwestern freundlicher. Aber gerade zu Anfang hätte ich mir mehr Aufmerk-samkeit und Anleitung gewünscht. Denn die Situation ist für jede frischgebackene Mutter nicht leicht.

Es ging schnell bergauf.

Mit unseren Kindern ging es schnell bergauf. Nach nur drei Wochen Klinikauf-enthalt durften wir unsere süßen Zwerge mit nach Hause nehmen. Ben hatte ein Gewicht von 2.500 Gramm und Joy wog 2.300 Gramm.
Ab da begann der turbulente Alltag. Die ersten drei Monate waren sehr stressig. Beide Kinder litten unter den Drei-Monats-Koliken und schrieen sehr viel.
In regelmäßigen Abständen müssen wir zu einer Schlafprobe ins Schlaflabor. Aber

auch hier sind bis jetzt immer alle Werte in Ordnung gewesen.
Die ganze Zeit war nicht einfach für mich. Der Schock über die schnelle Entbindung, dann nichts von der Geburt mitbekommen zu haben ... zum Glück war mein Mann dabei und konnte mir alles erzählen. Dann das Leben auf der Frühgeborenen-Station, die ständige Angst um die Kinder. Das alles musste erst einmal verdaut werden. Selbst heute - fünf Monate später - kommen mir noch die Tränen, wenn ich an diese aufregende Zeit zurück denke.
Sicher gibt es Kinder, die einen noch viel schwereren Start ins Leben hatten. Doch für mich war diese Zeit schwer genug. Mein Mann und meine Eltern haben sich ganz doll um uns gekümmert ... und das machen sie immer noch. Dafür Danke!

Ein Lächeln macht alles wett!

Jetzt klappt der Alltag mit uns dreien ganz gut. Klar gibt es immer noch Tage, an denen man verzweifelt. Doch ein Lächeln der beiden Süßen und alles ist schnell vergessen. (Nadine B.)

Weiterlesen? Hier - bitteschön!

Die schönsten Geschichten schreibt doch das Leben selbst, oder? Viele interessante Zwillingsmütterbeiträge hält das Buch „Zwillingsmütter berichten" bereit, das man bei uns unter www. twins.de oder im Buchhandel bestel-len kann.

Zwillingsmütter berichten ...

ISBN 978-3-927058-00-2
16,99 Euro

Zwillinge in Berlin? Da helfen Inga und Jana

Für die meisten von uns kam die Nachricht, Zwillinge oder gar Drillinge zu bekommen, völlig überraschend. Und wo bekommt man dann Rat & Hilfe her? Na klar. Heute schaut man ins Internet und kriegt gleich einmal einen noch größeren Schreck ... wenn man nicht auf Seiten stößt, die Zuversicht verbreiten statt Halbwissen. Wer in Berlin oder Umland lebt, hat's gut: hier können sich Zwillingsschwangere von Inga und Jana beraten lassen.

Ende April führte mich die Jubiläumsfeier des Frühchenvereins „Das frühgeborene Kind e.V." nach Berlin - dazu mehr auf Seite 56. Und natürlich wollte ich mich schon lange mit meinen guten Kontakten in Berlin treffen, als da sind:

- Inga Sarrazin, die das Buch „So kannst Du Deine Zwillinge stillen" für uns gemacht hat,
- und Jana Friedrich, die ich noch überreden muss, ein neues Buch mit mir zusammen zu machen oder wenigstens durchzusehen, ob alles richtig ist,
- Stefanie Knapp, die den Berliner Zwillingsbasar seit 16 Jahren veranstaltet und dringend eine Nachfolgerin sucht,
- Zivile Brüske, die das Label „liebzwei" ins Leben gerufen hat und unter www.liebzwei.de vermarktet.

Besonders interessant war das Treffen mit Inga und Jana, die an diesem Wochenende einen ihrer gemeinsamen Termine für die Geburtsvorbereitung von werdenden Zwillingseltern hinter sich gebracht hatten. Trotz dieser Mammutveranstaltung, die sich über ein ganzes Wochenende zieht, hatten die beiden Zeit für mich.

Wir trafen uns in Janas Wohnung, einer schönen großen Altbauwohnung im Bezirk Friedenau. Dort saßen wir in ihrer gemütlichen Wohnküche und sprachen über dies und das, vor allem aber auch über die Vorbereitungsveranstaltungen für Zwillingseltern, von denen gerade eine erfolgreich absolviert worden war.

Wir waren uns einig, dass diese Veranstaltungen ein absolutes Plus für die Berliner (werdenden) Zwillingseltern (und die aus dem Umland) sind ... denn hier erfahren die werdenden Eltern von Zwillingen nicht nur, welche Tipps und Tricks in der Schwangerschaft helfen, sondern auch, was für die bevorstehende Geburt wichtig ist. Doch damit nicht genug - es geht auch um die Zeit danach - welche Unterstützung gibt es beim Stillen, welche Ausrüstungsgegenstände sind empfehlenswert, welche Literatur hilft weiter?

Erfahrung und Wissen weitergeben.

Beide - Inga und Jana - haben viel Erfahrung im Thema. Jana Friedrich ist Hebamme. Auf ihrer informativen Seite „Hebammenblog" unter www.hebammenblog.de gibt sie „altes Wissen frisch

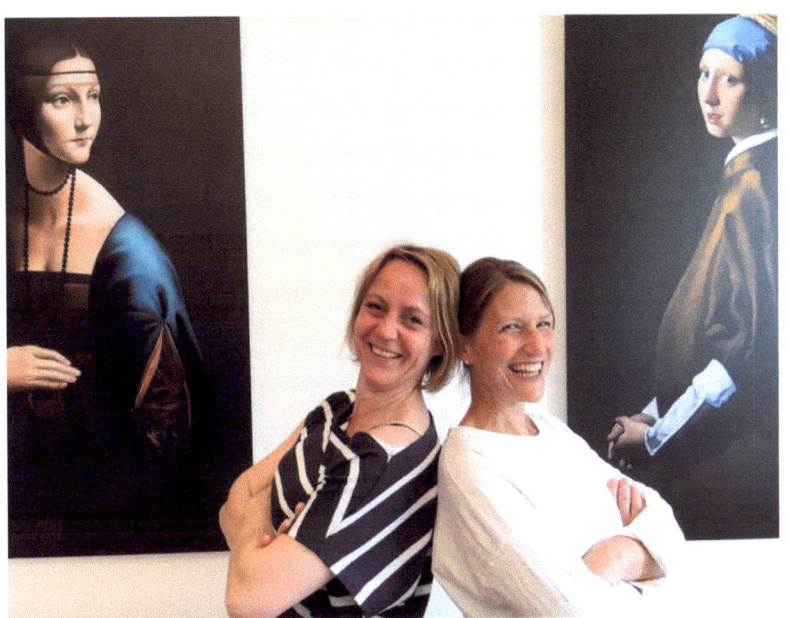

Weise Frauen zwischen „Weisen Frauen" ... Hebammenwissen modern gebloggt (Jana rechts), dazu Zwillings-Know-How von Inga (links).

gebloggt" - so ihre Werbeaussage wieder. Sie hat Bücher geschrieben, die als E-Books erhältlich sind und man kann sie tatsächlich als Hebamme „buchen", denn Jana arbeitet noch in ihrem Beruf - ein echter Wunschberuf.

Inga ist Zwillingsmutter und Stillberaterin.

Inga ist Zwillingsmutter und arbeitet seit vielen Jahren als sogenannte Schwangerschaftsconcierge für Maternita - www.maternita.de
Sie ist nicht nur fit in der Schwangerenberatung, sie ist geprüfte Stillberaterin und leitet ein Berliner Treffen für Zwillingseltern, dessen regelmäßige Termine auf der Seite von www.maternita.de zu finden sind.
Die Termine des großen Zwillingsvorbereitungs-Workshops finden Sie ebenfalls bei Maternita, aber auch regelmäßig hier im Heft. Diesmal auf Seite 51.

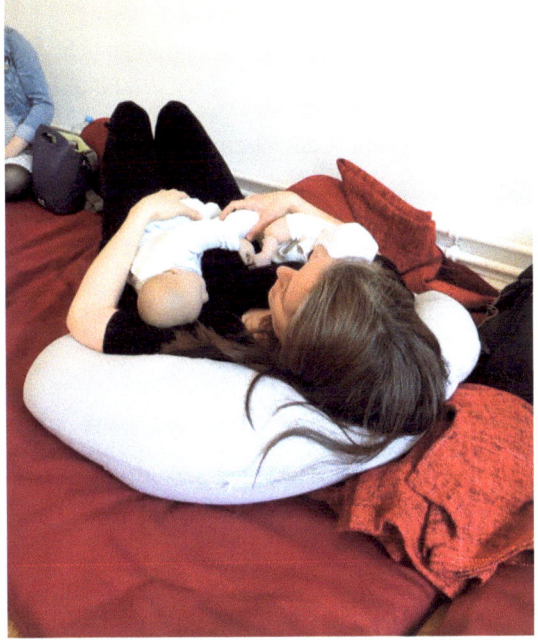

Probeliegen mit Zwillingen. Wie fühlt es sich an, zwei Babys auf dem Bauch zu haben? Im Vorbereitungskurs kann man schon mal ausprobieren.

ZWILLINGE *das Magazin* - Die Mitmach-Zeitschrift für Zwillings- & Drillingseltern

So können Sie sich mit Beiträgen an ZWILLINGE *das Magazin* beteiligen: In fast 30 Jahren haben wir immer wieder festgestellt, dass die wahren Experten für Zwillings- und Drillingsthemen die Eltern sind. Viele Eltern haben darüber hinaus eine Qualifikation, die sie dazu prädestiniert, ihre Alltagserfahrungen mit anderen zu teilen. Sie sind selbst Erzieher, Lehrer oder Ärzte ... Erzieherinnen, Lehrerinnen oder Ärztinnen. Aber auch, wenn Sie ganz einfach „nur" Zwillings- und Drillingseltern sind - Ihre Erfahrungen, die Sie machen, sind von so unschätzbarem Wert für andere, für neue und werdende Eltern, dass sie unbedingt zu Papier gebracht werden sollten. Deshalb scheuen Sie sich nicht, uns zu schreiben und einen Beitrag zu irgendeiner Situation aus Ihren Leben mit mehreren gleichaltrigen Kindern zu schicken. Ihre Erfahrungen und vor allem Ihre Tipps und guten Ideen sind gefragt.

Und so geht's: Sie schreiben - wie Ihnen der „Schnabel gewachsen" ist. Dies hier ist kein Aufsatzwettbewerb. Unsere Redaktion bearbeitet Ihren Beitrag, macht die Überschrift dazu, das Layout und formuliert die Bildunterschriften und die Zwischenüberschriften.

Ihr Beitrag sollte im Format .doc oder .docx, in „word" oder einem anderen, gängigen Schreibprogramm bei uns ankommen. Gern aber auch einfach direkt in der E-mail formuliert. Sie können Ihre Beiträge per E-mail senden an info@twins.de.

Wir nehmen aber nachwievor auch handschriftliche Beiträge, die ganz einfach per Post kommen. Unsere Adresse: ZWILLINGE, Postfach 40 11 11, D-86890 Landsberg. Schicken Sie uns auch Ihre Fotos mit. Am besten sind ganz normale Familienfotos, wie man sie mit jeder Digicam oder einem Handy machen kann. Um die entsprechend hohe Auflösung und die Druckfähigkeit kümmert sich unsere Redaktion. Und wenn Sie uns einen großen Gefallen tun wollen: benennen Sie Ihre Fotos mit denjenigen, die darauf zu sehen sind - also zum Beispiel MaxConnySpielplatz.jpg.

Wir belohnen es, wenn Sie uns einen Beitrag schicken:
Suchen Sie sich ein Buch aus

Und was bekommen Sie für Ihren Beitrag? In erster Linie natürlich helfen Sie anderen Zwillingseltern, die vielleicht noch ganz am Anfang stehen, mit ihren wertvollen Erfahrungen. Zweitens macht es auch einfach Spaß, über die eigene Familie zu schreiben und die eigenen Zwillinge in unserer kleinen Zeitschrift zu sehen.

Allerdings veröffentlichen wir Ihren Beitrag in der neuen Machart unserer Zeitschrift nicht mehr unter vollem Namen, es sei denn Sie wünschen das ausdrücklich. Der Hintergrund dafür ist, dass das neue ZWILLINGE - DAS MAGAZIN dadurch, dass es auch auf online-Portalen angeboten wird, einem größeren Leserkreis angeboten wird. Natürlich werden sich am ehesten betroffene Zwillings- und Drillingseltern für ZWILLINGE interessieren. Dennoch möchten wir jeglichem Missbrauch vorbeugen.

Übrigens: Wer einen Beitrag für unser Magazin schreibt, erhält ein Exemplar des betreffenden Magazins gratis (zur Erinnerung) oder kann sich ein Buch aus unserem Programm aussuchen.

Dann kann's ja losgehen ... wir freuen uns und sind gespannt.

Was macht ZWILLINGE mit Ihren Daten?

Die neue Datenschutzverordnung - ich schrieb schon im Editorial davon, stellt vor allem kleine Unternehmen vor große Schwierigkeiten. Andererseits dient sie dem Schutz ganz persönlicher Daten. Und deshalb möchte ich hier einmal aufschreiben, was mit Ihren Daten bei uns passiert.

ZWILLINGE war schon immer eine Zeitschrift zum Mitmachen. Vor 30 Jahren kam das erste Heft heraus. Die vielen Zwillingsmütter (und seltener Zwillingsväter) machten begeistert mit und schickten Briefe, Fotos und nicht selten auch intime Details aus ihrem nicht immer ganz einfachen Familienleben mit doppeltem und dreifachem Nachwuchs.

Damals kam es höchst selten vor, dass jemand anonym bleiben wollte. Nein, im Gegenteil. Den meisten war es wichtig, dass sie sich nicht nur auf Fotos, sondern auch mit vollem Namen hinter ihren Beitrag stellen konnten. Damals gab's auch noch kein Internet.

Das Internet hat vieles verdorben ... ja, es ist praktisch, weil man ohne viel Aufwand vieles recherchieren kann und weil man Kontakt zu anderen findet, auch Kontakt halten kann - so, wie es früher nie möglich war. Vieles ist durch das Internet leichter geworden, vieles auch unsicherer ... und ja, auch gefährlicher.

Deshalb hier noch einmal ganz genau, wie ich es mit Euren/Ihren Daten halte.

- Wenn Sie unsere Zeitschrift ZWILLINGE oder ein Buch oder etwas anderes bestellen möchten, melden Sie sich auf unserer Homepage unter www.twins.de an.
- Sie können sich anmelden (einen Account anlegen) oder sich für eine Bestellung nur als Besucher registrieren lassen. Ihre Daten (Name, Adresse etc.) werden verschlüsselt (SSL-Verschlüsselung) übermittelt.
- Ihre Daten nutze ich ausschließlich, um Ihre Bestellung auszuführen. Ohne Ihren Namen und Ihre Adresse könnte ich Ihnen ja nichts schicken.
- Um Ihnen eine Rechnung zu erstellen und zu schicken, werden Ihre Daten in unserem Fakturaprogramm eingepflegt.
- Alle Daten bleiben - so lange es laut Finanzamt vorgeschrieben ist - erhalten: auf www.twins.de und in unserem Rechnungsprogramm.
- Auch die Daten für gekündigte Abos können erst nach dieser 10-Jahresfrist gelöscht

werden. Ist das ein Problem für Sie? Nur, wenn Sie mir nicht vertrauen. Ich lege Ihre Daten weder unter mein Kopfkissen, noch verkaufe ich sie. Ich lösche sie, sobald möglich, damit meine Computer nicht unter der Datenlast zusammenbrechen.

Was ist mit Beiträgen & Fotos?

- Haben wir früher alle Beiträge und Fotos mit vollen Namen gekennzeichnet, so tun wir dies nach der Umstellung der Zeitschrift auf dieses books-on-demand-Verfahren nicht mehr.
- Grund dafür ist Internetriese Google, der ungefragt und unerlaubt (meiner Meinung nach) Inhalte von Büchern und Zeitschriften abgreift und online stellt, die auf Portalen wie „Books on Demand" hergestellt und angeboten werden.
- Was müssen Sie wissen, wenn Sie uns einen Beitrag und Fotos schicken? Ich setze Ihr Einverständnis für einen Abdruck immer voraus. Alles bleibt anonym bis auf die jeweiligen Vornamen. Wer mir misstraut, sollte einfach nichts schicken - aber das wäre ja jammerschade, denn unsere Zeitschrift lebt von Ihren Beiträgen. Hier erkennen sich andere Eltern in gleicher Situation wieder, was es ein kleines bisschen einfacher macht im nicht immer ganz stressfreien Alltag.
- Was passiert mit Beiträgen und Fotos, wenn es die Zeitschrift eines Tages gar nicht mehr geben sollte? Dann werde ich sämtliche Daten, die nicht mehr benötigt werden, von meinen Festplatten putzen und alles, was schriftlich einging und die Fotos zu einer Firma bringen, die viele kleine Schnipsel daraus macht. So handhabe ich das auch mit Steuerunterlagen, alten Rechnungen usw., sprich mit allen Daten, die niemand falschem in die Hände fallen sollen.
- Noch Fragen? Dann schreiben Sie mir.

Raubtierfütterungen leicht gemacht

Zwillingseltern kennen das ja: Immer hat man eine Hand zu wenig, um Zwillinge im Alltag zufrieden zu stellen. Am deutlichsten wird das, wenn Fütterungszeit ist. Deshalb werden diese Fütterungen auch gerne „Raubtierfütterung" genannt. Wie man es sich leichter machen kann, hier.

Annette Wulf ist Zwillingsmutter. Und da sie ihr Schicksal zum Beruf gemacht hat und den online-Shop „Zwillingsburg" betreibt, ist sie immer auf der Suche nach pfiffigen Produkten. Jüngstes Beispiel: der „Perfect Feeder", eine Fütterhilfe für Zwillingseltern.

Die meisten Zwillingseltern machen es sich leicht und füttern Brei und Gläschenkost aus einem Behältnis und benutzen auch nur einen Löffel dafür. Es gibt allerdings Gründe, warum jedes Kind ein eigenes Breibehältnis und auch einen eigenen Löffel haben sollte. Zum Beispiel, wenn eines der Kinder krank ist und das andere noch nicht. Oder wenn ein Kind Stoffwechselprobleme hat und etwas anderes essen muss als das Zwillingsgeschwisterchen.

Zwei Gläschen - alles in einer Hand

Jedenfalls wird das Füttern von Zwillingen mit dem Perfect Feeder ab sofort einfacher! Egal ob zu Hause oder unterwegs, beide Kinder bekommen ihr eigenes Gläschen, gefüttert von Mama, Papa, Oma, Freundin, oder vom älteren Geschwisterkind - er/sie/es kann alles in einer Hand halten und zwei Kinder gleichzeitig füttern.

Weitere Vorteile der Fütterungshilfe sind:

- Du kannst genau sehen, welches Kind wieviel gegessen hat, denn jeder Zwilling isst aus seinem eigenen Gläschen.

- Falls mal eines der Kinder krank ist, hat man zwei getrennte Gläschen und Löffel. Ob sich dadurch die Ansteckung verhindern lässt - wer weiß?!

- Unterwegs kann man den Gläschenhalter mit Stabilisierungsring nutzen, zu Hause nutzt man die zwei getrennten Schalen.

- Auch auf dem Esstisch kann man der Perfect Feeder sicher abstellen, denn das Antirutschgummi sorgt für sicheren Halt auf dem Tisch.

- Wenn Sie die Fütterhilfe lieber in der Hand halten: Dafür gibt es einen Komfortgriff zum Halten der Fütterungschale mit nur einer Hand.

- Ein besonderes Extra ist der temperaturempfindliche Löffel. Der ändert nämlich die Farbe bei zu heißem Brei.

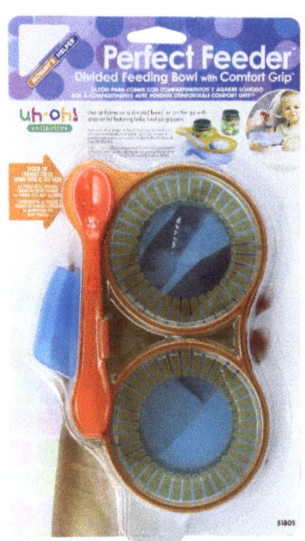

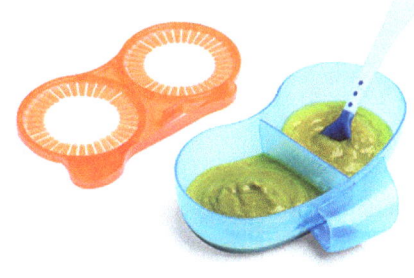

Auch beson- ders praktisch für unter- wegs.

Ob für selbstgemachten Brei oder für gekaufte Gläschen - die Gläschenhalterung ist in jedem Fall eine Erleichterung beim gleichzeitigen Füttern.

- Natürlich kann man den Perfect Feeder auch nutzen, wenn man nur ein Kind füttert, zum Beispiel, wenn man zwei verschiedene Speisen füttert, die zueinander passen (Milchbrei & Obst).

Mehr Information unter:

www.zwillingsburg.de

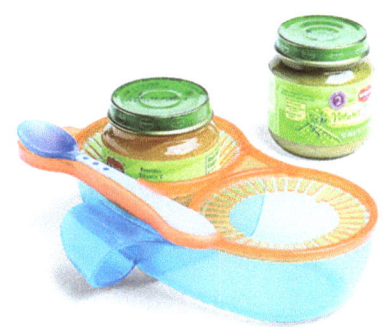

Unsere Buch-Zwillinge zum Thema „Zwillinge & Drillinge stillen"

Seit vielen Jahren zählt Susanne Wittmairs Buch „Zwillinge stillen" zu den Standardwerken für Zwillings- und Drillingsmütter. Es hat eine Ergänzung bekommen: das neue Stillbuch von Inga Sarrazin, das Zwillingsmütter direkter anspricht und auch Blankoseiten

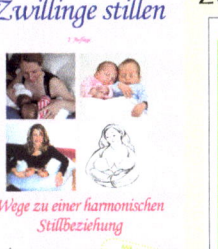

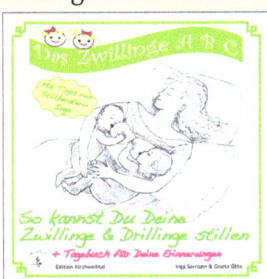

für ein kleines, eigenes Still-Tagebuch enthält.
Beide Bücher gibt es im Buchhandel und auch unter www.twins.de - bei uns sogar in einem kleinen Sonderangebot - weil wir ein neues Heft ZWILLINGE - DAS MAGAZIN gratis mitschicken.

Schnelle Tipps & gute Ideen für Zwillinge

Zwillings- und Drillingseltern müssen vor allem praktisch denken. Deshalb haben sie Tipps und Ideen auf Lager, die wirklich hilfreich sind. Haben Sie auch einen Vorschlag, der auf diese Seite passt? Her damit!
Unsere E-mail: info@twins.de

Wow ... so große Kinder haben unsere Leser?! Des Rätsels Lösung: vorn steckt jemand anders als hinten drin. Typischer Zwillingsquatsch.

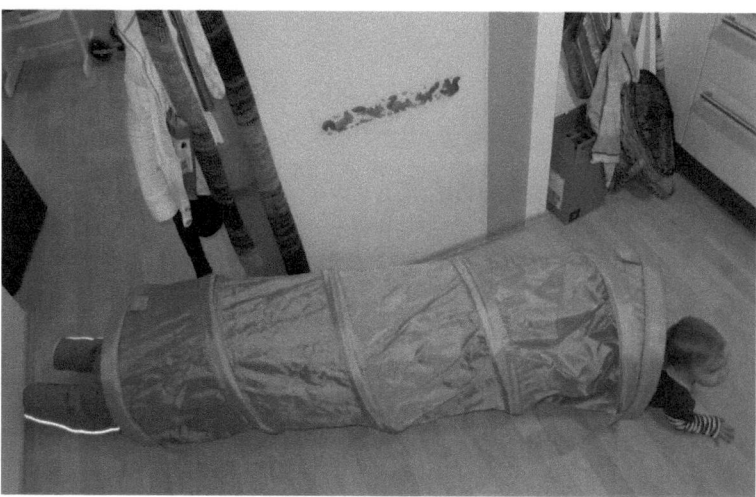

Mit einem Tunnel zum Krabbeln kann man nicht nur spielen, sondern auch Blödsinn machen, wie auf diesem Foto zu sehen. Das Foto hat uns Zwillingsfamilie W. geschickt.

Mit Zwillingen gibt es ganz neue Möglichkeiten Quatsch zu machen! Hier seht Ihr die Beine von Caro, und den Kopf von Flori, die vorne im Krabbeltunnel steckt. Natürlich benutzen unsere Zwillinge den Tunnel auch richtig zum Spielen und sind dann eine gute Weile damit beschäftigt.

Schulranzenkauf sollte immer zusammen mit den Zwillingen stattfinden. Christiane P. schreibt uns.

Wir haben gerade die Schulränzen für un-

sere Zwillinge Bettina und Katharina besorgt. Mir war wichtig, dass die Mädchen sich selbst einen Ranzen aussuchen, damit jede mit ihrer Schultasche, die sie ja doch ein Weilchen tragen wird, wirklich zufrieden ist.

Natürlich haben wir uns auch im Fachgeschäft beraten lassen, damit wir einen Schulranzen kaufen, der gut zu den Mädchen passt und ergonomisch gut geformt ist.

Neue Tipps gesucht

Keine Idee kann zu banal sein oder zu altbekannt: wir suchen Eure Tipps, denn mit Zwillingen ist man gut beraten, wenn man praktisch veranlagt ist.

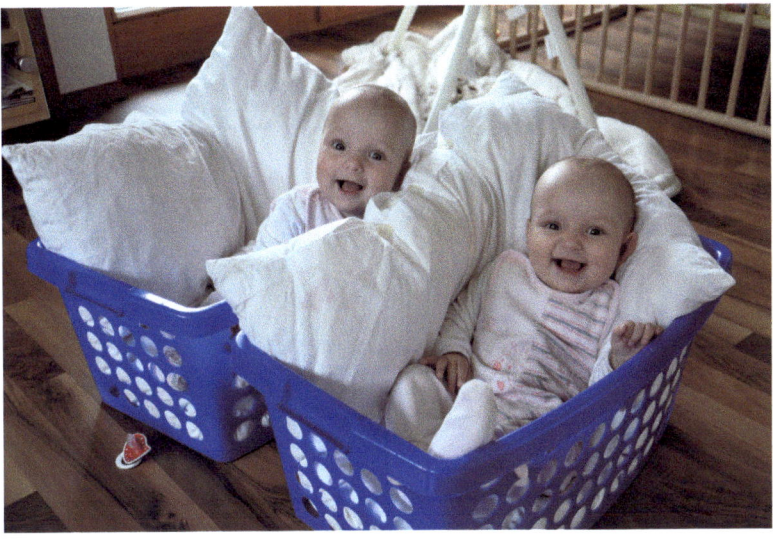

In halb sitzender Position haben die beiden Zwillings-mädchen sichtlich Spaß. Wichtig: die „Sitzung" sollte nicht zu lange dauern. Ein paar Minuten sind ok.

Immer nur flach auf dem Boden liegen macht den meisten Zwillingen keinen Spaß. Eine pfiffige Idee, die sich ohne viel Aufwand umsetzen lässt, kommt aus Österreich.

Unseren zwei Damen war es bald zu langweilig, immer nur auf der Krabbeldecke zu liegen. Also musste ich mir etwas anderes ausdenken. Ich besorgte also zwei identlische Waschkörbe und polsterte sie mit einem dicken Daunenkissen aus.

Da hinein setzte ich meine Zwillingsmädchen, die sichtlich zufriedener waren. So konnten sie an meinem Alltag teilhaben und sehen, was ich zum Beispiel in der Küche machte.

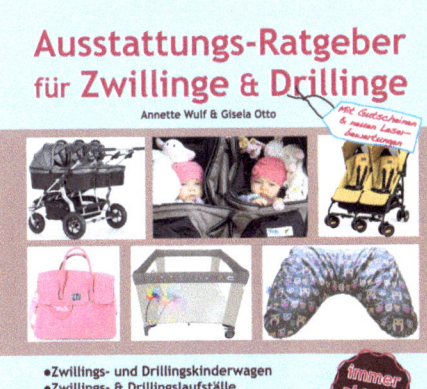

Sicherheitssocken: Slipstop gegen die Rutschgefahr

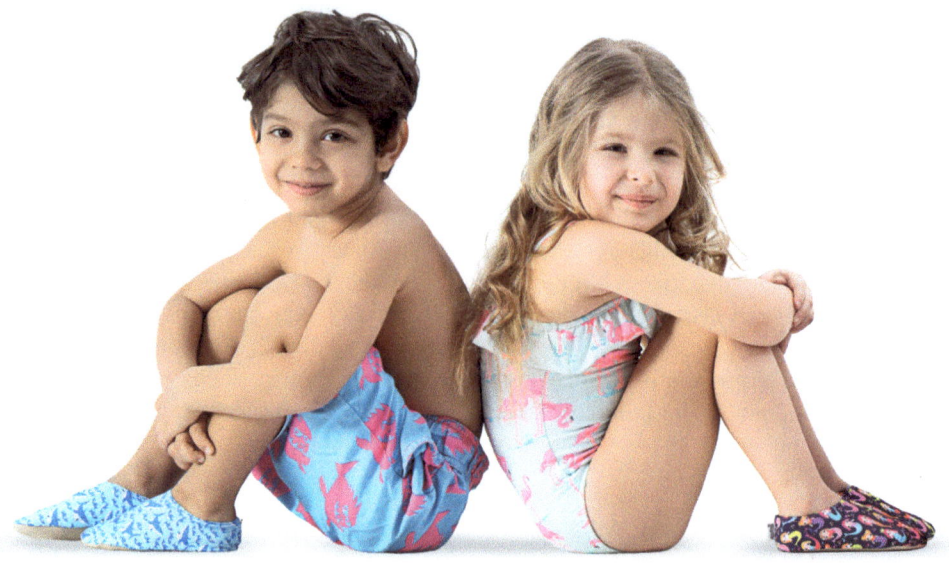

*Wer kennt das nicht? Es wird herumgetollt im Swimmingpool ... die wilde Verfolgungsjagd beginnt und wutsch - ist man ausgerutscht am Beckenrand. Gegen solche vermeidbaren Unfälle helfen die neuen Anti-Rutsch-Socken **slipstop**, die Kinderfüße aber auch zu anderen Gelegenheiten schützen.*

Mit den leichten Stoffschuhen slipstop lässt sich gefahrlos baden, spielen und toben: Die Stoff-Slipper schützen Zwillinge vor Rutschgefahr durch Nässe, aber auch im heißen Sand.

Kinder können sie aber auch drinnen tragen - zum Beispiel im Kindergarten, beim Ballett oder zu Hause.

Kinderfüße sind besonders empfindlich und sensibel. Mit den bunten Stoffschuhen von slipstop ist es wie

slipstop-Schuhe gibt's in vielen Mustern und Farben.

Barfußlaufen. Dank ihrer griffigen Anti-rutsch-Sohle bieten die slipstop-Slipper Sicherheit auf allen nassen, feuchten und rutschigen Böden. Sie sind dabei besonders leicht, flexibel und superbequem und lassen sich perfekt verstauen. Gerade Zwillingseltern, bei denen Gepäck immer eine Überlegung wert ist, werden die leichten Schuhe schätzen, die es in den Größen 18 bis 35 gibt.

Außerdem sind die slipstop-Schuhe
* wasserdicht
* atmungsaktiv
* schnelltrocknend und
* verzichten auf Weichmacher und Klebstoffe.

Und weil die leichten Stoffschuhe so gut ankommen, gibt es sie jetzt auch für große Leute - Mama und Papa. Wer mag, kann die Schuhe auch im „Partnerlook" tragen.

Weitere Informationen unter:

* www.myslipstop.de
* www.facebook.com/myslipstop
* www.instagram.com/myslipstop

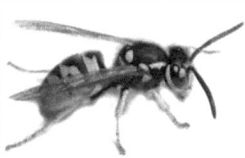

Spucke gegen Wespe

Was tun, wenn ein Kind von einer Wespe gestochen wird? Schädlingsbekämpfungs-fachmann Rentokil hat Tipps.

• Das Wespengift aus der Wunde herausdrücken, jedoch nicht Aussaugen, da sich das Wespengift ansonsten über die Schleimhäute verteilt. Wenn vorhanden, das Gift mittels Saugstempel entfernen.

• Ist es noch nicht zu spät und man will eine Schwellung vermeiden, die Stichstelle mit Hilfe von heißem (!) Wasser und Waschlappen unter leichtem Druck abtupfen.

• Wespenstiche wie grundsätzlich alle Insektenstiche lassen sich mit speziellen „Stichheilern" behandeln: Dabei wird die Stichstelle auf circa 50 Grad Celsius erhitzt. Die Folge: Eiweiß-Moleküle bzw. Histamine von Wespen- oder Bienengift, Mücken-Speichel etc. zerfallen, die Schwellung wird nicht so groß.

• Kühlen, kühlen, kühlen! Entweder mit Wasser oder besser noch mit Kühlkompressen/ Kühlakkus aus dem Kühlschrank und danach mit einem kühlenden Gel aus der Apotheke. Eine „erste Hilfe" ist auch mit Eiswürfeln in einem Waschlappen möglich.

• Ein Hausmittel gegen Wespenstiche ist Spucke! Der menschliche Speichel soll Wespengift neutralisieren können. Alternativ auch über einen Zuckerwürfel aufzutragen.

• Der Saft der Zwiebel wirkt stark entzündungshemmend gegen Wespenstiche. Zwiebel einfach halb aufschneiden und die Stichstelle sanft einreiben.

• Einstichstelle mit einem Tonerde-Umschlag oder auch einem kalten Essigumschlag behandeln.

• Was Imker gegen einen Wespenstich tun? Ganz einfach: Salz in warmem Wasser auflösen und mittels Baumwolltuch auf die Stichstelle auftupfen.

• Entzündungshemmende Salben und Cremes mit Antihistamin aus der Apotheke helfen - nach erfolgter „Erstversorgung" - den Wespenstich schnell vergessen zu machen (zum Beispiel Fenistil).

• Hausmittel für unterwegs: Blätter vom Spitzwegerich zwischen den Händen verreiben und auf den Wespenstich aufbringen. (Quelle: Rentokil)

Für Babys & Kleinkinder ist Sonnenschutz besonders wichtig

Man kann es nicht oft genug sagen/schreiben: Sonnenschutz ist für Babys und kleinere Kinder besonders wichtig. Warum? Das sagt uns Prof. Dr. med. Dietrich Abeck, Dermatologe und Allergologe.

Frage: Warum ist die Haut von Babys und Kleinkindern empfindlicher gegenüber UV-Strahlung als die Haut von Erwachsenen?

Dr. Abeck: Der Gehalt an Melanin in der Haut ist geringer als bei uns Erwachsenen. Auch enthält sie weniger Feuchtigkeit, da die oberste Epidermisschicht bei Kleinkindern noch relativ dünn ist. Das hat eine geringe Lichtstreuung zur Folge, so dass die UV-Strahlen tiefer eindringen können. Deshalb muss die Haut von Babys und Kleinkindern zwingend vor UV-Strahlung geschützt werden. Ein Sonnenbrand auf Baby- und Kinderhaut sollte unbedingt vermieden werden, um späteren Hautschäden, wie dem Auftreten von Hautkrebs, vorzubeugen.

Frage: Dürfen Babys denn überhaupt schon in die Sonne?

Dr. Abeck: In den ersten zwölf Lebensmonaten sollte man Babys und Kleinkinder keiner direkten Sonneneinstrahlung aussetzen. Doch das ist oft leichter gesagt als getan. Gerade, wenn die Kleinen anfangen zu krabbeln, kann man nicht verhindern, dass sie den Schattenplatz im Freien verlassen - und somit den einen oder anderen Sonnenstrahl abbekommen.

Frage: Ist das Verwenden von Sonnenschutz-Creme auf empfindlicher Babyhaut unbedenklich?

Dr. Abeck: Bei Babys unter zwölf Monaten sollte man Sonnencreme trotzdem nur in Situationen verwenden, in denen es sich nicht vermeiden lässt, dass Sonnenstrahlen die Haut des Babys treffen. Man sollte Sonnencreme dann auch nur an den Stellen des Körpers auftragen, die nicht durch Kleidung bedeckt sind, zum Beispiel an den Unterarmen, den Händen, den Füßen und im Gesicht. Es empfiehlt sich daher, immer dann ein Sonnenschutz-Produkt zu verwenden, wenn ein Baby oder Kleinkind der Sonne ausgesetzt ist. Die kurzfristige Anwendung eines Sonnenschutzmittels ist dem ungeschützten Aufenthalt in der Sonne unbedingt vorzuziehen.

Frage: Auf welche Inhaltsstoffe bei Sonnencreme für Babyhaut sollte man achten?

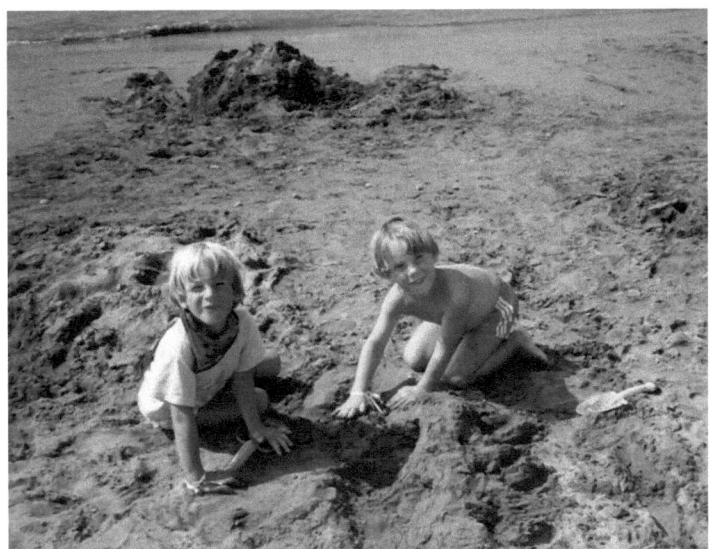

Constantin und Maximilian graben den Strand in Donoratico (Italien) um. Conny hat sich schon sicherheitshalber ein T-Shirt übergezogen. Max ist noch mutig. Er hat auch mit einem Sonnenstich Erfahrung.

Dr. Abeck: Die Produkte sollten frei von Farb- und Konservierungsstoffen sein sowie kein Parfüm enthalten. Eine Sonnencreme für Kinderhaut sollte den Feuchtigkeitsgehalt der Haut erhalten und die Hautbarriere unterstützen.

Frage: Wie schütze ich die Haut von Babys und Kleinkindern in der Sonne am besten?

Dr. Abeck: Tragen Sie eine Sonnenschutzcreme speziell für sensible Kinderhaut auf alle Körperstellen auf, die nicht von der Kleidung bedeckt sind. Für Babys unter zwölf Monaten sollte man ein Produkt wählen, das einen sehr hohen Lichtschutzfaktor hat, zum Beispiel ene Sonnenlotion mit LSF 50+. Zusätzlich sollten Sie darauf achten, dass das Baby oder Kleinkind eine Kopfbedeckung, zum Beispiel eine Sonnenmütze mit Nackenschutz, trägt. Vermeiden Sie den Aufenthalt im Freien während der Mittagszeit, da die Belastung durch UV-Strahlen hier am größten ist.

Frage: Wie viel Sonnencreme sollte auf-

getragen werden, damit ausreichend Schutz gewährleistet ist?

Dr. Abeck: Hier lautet das Motto: Viel hilft viel. Eine Grundregel zum Eincremen, die für Jung und Alt gleichermaßen gilt: die „Elf-Zonen-und-zwei-Finger-Regel". Sie gibt Orientierung zur ausreichenden Menge Sonnencreme pro Körperbereich. Der Körper wird in elf Zonen eingeteilt: Kopf, Brust, Bauch, Rücken, Hüften und Po, je zwei Arme und Unter- sowie Oberschenkel. Jede dieser Zonen wird mit zwei fingerlangen Cremesträngen eingecremt (zum Beispiel eine Strichlänge jeweils auf Zeige- und Mittelfinger). Zusätzlich ist es wichtig, die sogenannten Sonnenterrassen - das sind alle Körperstellen, die der Sonne am meisten ausgesetzt sind - besonders gut einzucremen. Dazu gehören unter anderem die Schultern, der Nasenrücken, der Fußrücken und die Lippen. Bei Babys sollte man zudem die Kopfhaut-Stellen, die noch unbehaart sind, nicht vergessen und unbedingt zusätzlich mit einem Hut schützen, auch um einem Hitzschlag vorzubeugen. Wenn man diese Grundregel in eine Mengenangabe umrechnet, kann man sagen: Zum Eincremen eines zweijährigen Kindes benötigt man einen großen Esslöffel voll Sonnencreme, Erwachsene brauchen etwa die vierfache Menge. Wichtig ist auch: Cremen Sie alle zwei Stunden nach, vor allem nach dem Baden und dem Abtrocknen oder nach starkem Schwitzen.

Frage: Es gibt dennoch Eltern, die ihre Babys gerne ohne Kleidung am Strand spielen lassen. Was raten Sie diesen Eltern?

Dr. Abeck: Ohne UV-Schutz - ob in Form von Kleidung oder Sonnencreme - ist das absolut unverantwortlich und sollte dringend vermieden werden. Die Haut des Kindes wird sonst ernsthaften Schaden nehmen. Wer Kleidung ablehnt, dem raten wir unbedingt, den ganzen Körper mit einem kindgerechten Sonnenschutz-Produkt einzucremen!

(Quelle: Bübchen Vertriebs GmbH, Frankfurt)

Die wichtigsten Tipps für einen Sommer-Ausflug ins Freie

Die folgenden Tipps wurden von der Firma Bübchen zusammengestellt, die auch die richtigen Sonnencremes für Babys und Kleinkinder im Sortiment hat.*)

- Vermeiden Sie bei Babys und Kleinkindern die direkte Sonne, während der Mittagszeit am besten nicht nach draußen gehen!
- Ziehen Sie Ihrem Kind immer leichte Kleidung über, wenn es in die Sonne geht – und eine Kopfbedeckung mit Nackenschutz nicht vergessen!
- Statt Sandalen besser leichte geschlossene Schuhe wählen, damit der Fußrücken ausreichend geschützt ist.
- Sobald die Haut gerötet erscheint, sollten Sie unbedingt aus der Sonne hinausgehen.
- Ein bewölkter Himmel bietet keinen Schutz vor UV-Strahlen.
- Kinder sollten eine Sonnenbrille mit UV-Filter tragen.
- Tragen Sie die Sonnencreme 30 Minuten vor dem Gang ins Freie auf und erneuern Sie den Schutz alle zwei Stunden.
- Wählen Sie ein wasserfestes Produkt mit mindestens LSF 25+.
- Seien Sie Vorbild und cremen Sie sich selbst regelmäßig mit Sonnencreme ein.

*) Bübchen-Produkte sind: Sonnenmilch 50+, Bübchen Sonnenlotion 50+, Bübchen Sensitiv Gesichtscreme 50+.

Dr. Abeck dazu: Die Bübchen Sensitiv Sonnenschutz-Produkte bieten ein photostabiles UV-A- und UV-B-Filtersystem, das wirksamen Schutz vor Sonnenbrand bietet. Sie sind frei von Farb- und Konservierungsstoffen sowie Parfüm. Deshalb werden sie auch von der Deutschen Haut- und Allergiehilfe e. V. empfohlen.

Plantschen: Nie ohne Aufsicht der Eltern

Sommer ist immer auch mit Wasserspaß verbunden. Doch gerade bei Zwillingen haben Eltern viel zu tun, um beide Kinder zu beaufsichtigen. Die DEKRA hat die wichtigsten Sicherheitstipps zusammengestellt.

Badespielzeug schützt nicht vor Ertrinken!

Das sollten Sie wissen und auch beherzigen. Ja, klar, das sind Dinge, die man eigentlich weiß, und doch ...

- Kinder am Wasser nicht aus den Augen lassen.
- Nichtschwimmer brauchen eine echte Schwimmhilfe.
- Kleinkinder können selbst im flachen Wasser ertrinken.

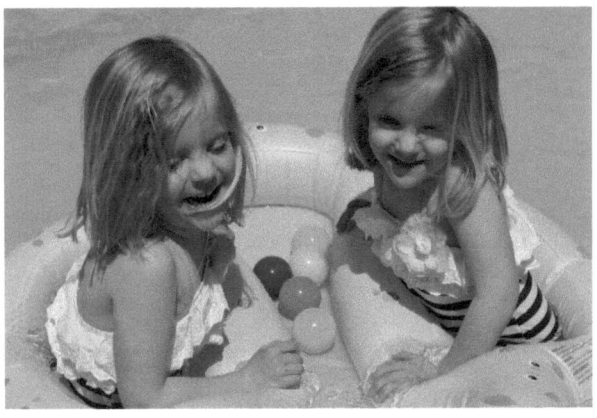

Den genialen Schwimmreifen für Zwillinge gibt es zum Beispiel im online-Shop www.zwillingsburg.de

Wer sein Kind vor dem Ertrinken schützen will, darf es am Wasser nicht aus den Augen lassen, warnen die Sicherheitsexperten von DEKRA. Wasserspielzeug, Luftmatratzen oder Badeinseln bieten nur einen sehr begrenzten Schutz und können weder Schwimmhilfen noch die Aufsicht durch einen aufmerksamen Erwachsenen ersetzen. „Das aufblasbare Riesenkrokodil oder die bunte Badeinsel bringen für Kinder zweifellos eine Menge Spaß. Darüber darf aber nicht vergessen werden, dass für Nichtschwimmer zusätzlich eine echte Schwimmhilfe erforderlich ist", erklärt Werner Leistner, Sicherheitsexperte bei DEKRA. „Kinder können jederzeit ins Wasser fallen."

Schwimmhilfen sind Schwimmflügel, Schwimmgürtel oder Schwimmwesten, die am Körper getragen werden und eine Auftriebswirkung haben. Beim Kauf sind sie am Hinweis auf die Norm DIN EN 13138-1 zu erkennen. Von dieser „persönlichen Schutzausrüstung" klar zu trennen sind die schwimmenden Freizeitartikel, wie etwa die Badeinseln, aber auch alle Arten von Wasserspielzeug. Für sie gilt die Regel: Nur im flachen Wasser und unter Aufsicht von Erwachsenen verwenden!

Ertrinken ist bei Kindern unter fünf Jahren die zweithäufigste nicht-natürliche Todesursache. Was oft nicht bedacht wird: Nicht nur tiefes Wasser ist für klei-

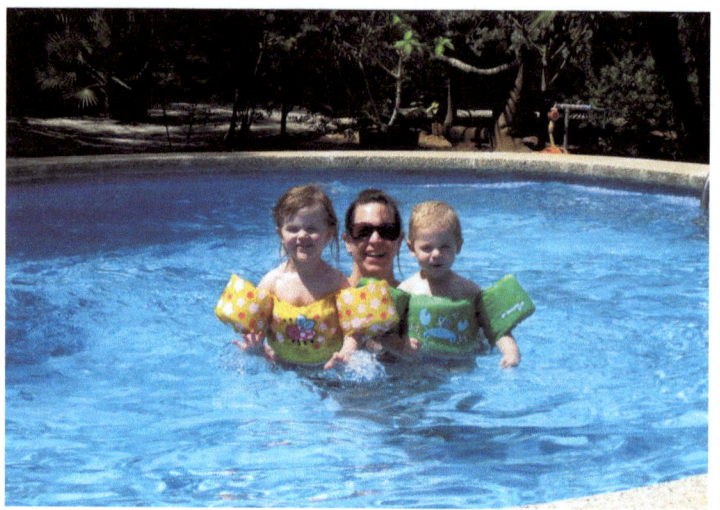

Diese Schwimm-flügel heißen Puddle Jumpers. Sie kosten nur etwa 19 Euro und sie sorgen dafür, dass die Zwillinge ohne mit dem Kopf unterzutauchen im Wasser plant-schen können.

Hersteller: Sevylor

ne Kinder eine Risikozone. Selbst in einem Plantschbecken, in einem Gartenteich oder in der Badewanne können Kinder ertrinken. Der Grund: Kleinkinder fallen leicht nach vorn, haben unter Wasser eine schlechte Orientierung und können sich nur schwer wieder aufrichten. Gerät der Kopf unter Wasser und es kommt keine Hilfe, tritt nach wenigen Minuten der Tod ein.

Kinder kippen nach vorne und ertrinken dann.

Deshalb sollten Eltern ihre Kinder niemals unbeobachtet in der Nähe von Wasserstellen spielen lassen, auch nicht für kurze Zeit. Außerdem ist es wichtig, Wasserstellen im eigenen Garten gut zu sichern, zum Beispiel durch Einzäunen des Zierteichs oder Abdecken der Regentonne.

Beim Baden am Meer ist zu beachten, dass Kinder bei Wellen schneller Wasser schlucken und auch leichter umfallen können. Auch gefährliche Strömungen sind im Meer nicht zu unterschätzen.

„Bei Nichtschwimmern darf das Wasser nur so tief sein, dass sie noch stehen können. Aber auch dann ist immer eine Aufsicht durch Erwachsene notwendig", betont Produktexperte

Leistner. Sein Tipp: Kinder möglichst frühzeitig in einen Schwimmkurs schicken.

So müssen Schwimmhilfen sein:

- Schwimmhilfen müssen der Norm DIN EN 13138-1 entsprechen, zudem sollte eine verständliche Verbraucherinformation beiliegen. Zusätzliche Sicherheit geben Produkte mit GS-Zeichen. Sie haben die Prüfung eines unabhängigen Prüfinstituts bestanden.

- Die Schwimmhilfe muss mehrere, gleichmäßig verteilte Luftkammern besitzen. Dann kann das Kind nicht so leicht kippen, wenn eine Kammer undicht wird.

- Die Ventilstöpsel müssen robust sein und dürfen nicht leicht abreißen. Sie sollten sich ganz hineindrücken lassen, um versehentliches Öffnen zu vermeiden. Mit Sicherheitsventilen kann die Luft nur langsam entweichen.

- Die Schwimmhilfe muss fest am Körper sitzen, damit sie nicht im Wasser herunterrutschen kann. Schwimmflügel immer erst am Arm aufblasen.

- Auf unangenehme Gerüche achten, sie können auf eine Belastung durch Schadstoffe hinweisen.

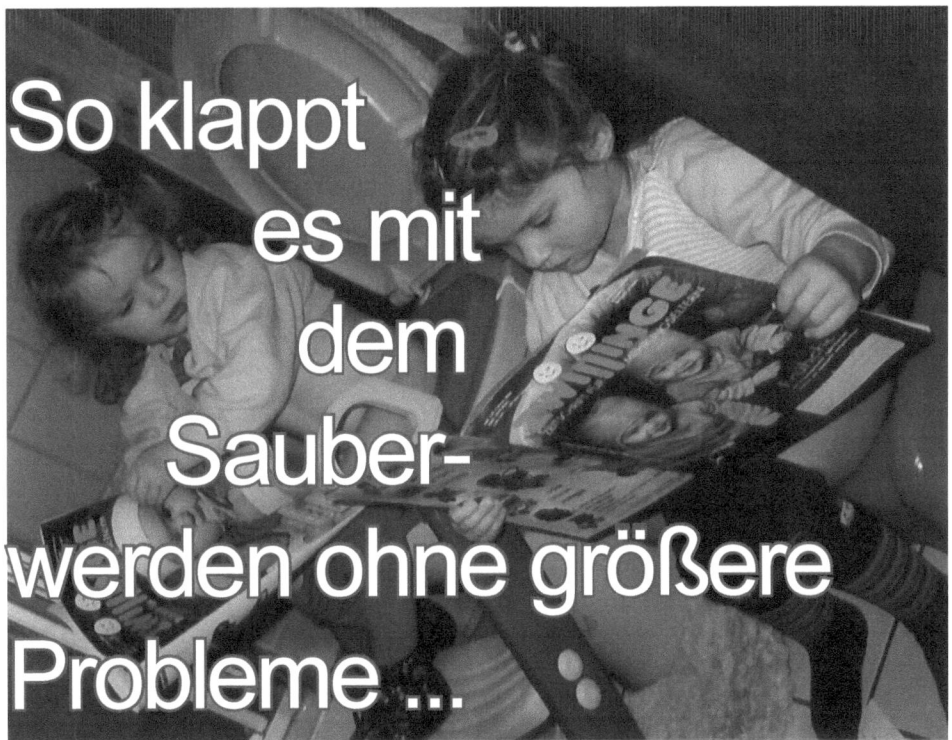

So klappt es mit dem Sauber- werden ohne größere Probleme ...

Ein Meilenstein in der kindlichen Entwicklung ist das Sauber- und Trocken- werden. Und am besten fängt mit dem Töpfchentraining an, wenn die Jah- reszeit günstig ist. Im Sommer zum Beispiel. Doch „Training" ist schon das falsche Wort - hier sind einfach ein paar Tipps zum guten Gelingen.

Ein Spezialist auf diesem Gebiet ist sicher die Firma Rotho Babydesign GmbH, de- ren doppelte Zwillingsbadewanne vielen von Ihnen bekannt sein dürfte. Rotho hat nicht nur Badewannen im Sortiment, sondern auch alles, was das Sauberwer- den unterstützt: als da sind: Töpfchen, WC-Sitze und Toilettentrainer.

Und Rotho hat noch mehr. Auf der Homepage gibt es eine Sparte für Tipps & Tricks zum Thema Töpfchen und aus diesen zitiere ich hier.

„Aber Ihr Kind muss sauber sein ..." - die- se Forderung bei der Anmeldung im Kin- dergarten klingt in Elternohren fast wie eine Drohung. Wie um Himmels Willen sollen alle Kinder zum Stichtag sauber sein? Das weiß man doch - der eine ist schneller sauber, der andere braucht län- ger. Und das sogar innerhalb mancher Zwillingspärchen.

„Nicht selten setzen panikartige Aktio- nen ein, die den Sprössling von der Win- del entwöhnen sollen. Dabei sind Ruhe und Gelassenheit viel eher angebracht", rät Babyausstatter Rotho.

Denn: vor der Beendigung des zweiten Lebensjahres kann das Kind seine Bla- sen- und Darmmuskulatur ohnehin wil- lentlich noch gar nicht beherrschen.

In früheren Zeiten wusste man dies nicht und drillte die Kinder im Rahmen der so genannten Sauberkeitserziehung zum Trockenwerden."

Gut, diese Zeiten sind vorbei. Längst haben Eltern (und Ratgeber in Sachen Erziehung) erkannt, dass dieser Töpfchendrill nichts nutzt - im Gegenteil, sogar eine Extra-Abneigung hervorrufen kann.

Kinder interessieren sich für das Thema: also die Neugier nutzen.

„Dabei zeigen Kinder im dritten Lebensjahr in der Regel von sich aus Interesse an dem Thema. Es fällt ihnen auf, wenn Eltern oder ältere Geschwister zur Toilette gehen. Dies ist ein guter Zeitpunkt, um behutsam und sanft das Toilettentraining zu beginnen. Ob die Eltern ein Töpfchen oder einen Toilettenaufsatz anbieten, ist unerheblich. Manche Kinder möchten gleich - wie ihre großen Vorbilder - auf der Toilette sitzen, andere bevorzugen das kleinere und übersichtlichere Töpfchen. Dies sollte man einfach ausprobieren. Wichtig ist, dass sich das Kind sowohl auf dem Töpfchen als auch auf dem Toilettensitz wohl fühlen kann und nicht sofort wieder aufstehen will", rät Sauberkeitsspezialist Rotho.

Kinder sind stolz aufs Geschäft.

Und auch dies sollten Eltern wissen: „Eltern sollten ihrem Kind erklären, dass es einen Zusammenhang zwischen dem Druckgefühl in der Blase oder im Darm mit dem Loslassen der Muskulatur gibt. Leichter ist es für das Kind auch, wenn es Kleidung und Windeln trägt, die es selbst ausziehen kann. Man sollte das Kind aber nicht ständig fragen, ob es zur Toilette muss, sondern beispielsweise daran erinnern, bevor man das Haus verlässt.

Die meisten Kinder merken von selbst, wenn etwas drückt und machen von sich aus darauf aufmerksam. Wichtig ist das Kind während des Toilettengangs nicht alleine zu lassen und diesen nicht zu sehr auszudehnen. Auch hier ist Gelassenheit angebracht, in der Regel verhält es sich wie mit dem Laufen lernen - mit Zeit und verständnisvoller Unterstützung klappt es. Wenn etwas im Topf oder in der Toilette landet, sollten die Eltern das Kind loben und gemeinsam über den großen Fortschritt in Richtung Selbstständigkeit freuen."

Bei Zwillingen und Drillingen haben wir Eltern überdies den Vorteil dass sich die Kinder gegenseitig anspornen - meist jedenfalls. Natürlich soll das dann auch nicht in eine Art Konkurrenz ausarten - das wäre auch übertrieben.

Die Sommerzeit bietet sich an.

Sommerzeit = „unten-ohne"-Zeit. „Eine gute Jahreszeit, um mit der Sauberkeitserziehung zu starten, ist der Sommer. Denn wenn sich das Kind ohne Windeln bewegt, spürt es, wenn etwas daneben geht. Weniger günstigere Zeitpunkte ist während eines Umzugs oder die bevorstehende Geburt eines Geschwisterchens. Dann ist das Kind mit anderen Themen beschäftigt," so der online-Ratgeber von Rotho.

Welche Hilfsmittel erleichtern den Start ins Sauberwerden?

Töpfchen. Ein Töpfchen kann überall in der Wohnung aufgestellt werden und ist somit bei Bedarf schneller erreichbar. Außerdem braucht das Kind keine Angst zu haben, in die Toilette zu fallen. Oft setzen sich Kinder einfach nur spielerisch auf das Töpfchen, ohne es für den eigentlichen Zweck zu gebrauchen oder setzen Puppen und Stofftiere darauf. Somit ist es gerade in der Anfangsphase des Sauber- werdens sehr gut geeignet. Für Zwillinge

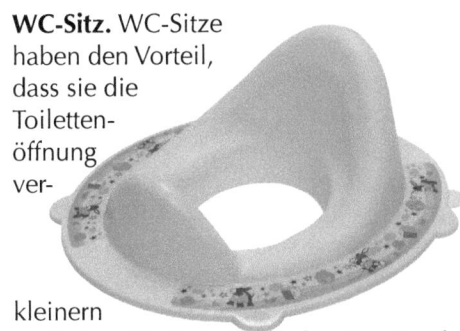

empfiehlt es sich natürlich, zwei Töpfchen anzuschaffen. Dann sind auch „gemein- same Sitzungen" möglich, die mehr Spaß machen ;-))

WC-Sitz. WC-Sitze haben den Vorteil, dass sie die Toiletten- öffnung ver-

kleinern und dem Kind dadurch die Angst neh- men, in die Toilette zu fallen. Außerdem können Kinder das Verhalten der Er- wachsenen besser nachahmen. Zudem ist diese Variante leichter zu reinigen als ein Töpfchen.

Gerade für kleinere Kinder eignet sich die Kombination von WC-Sitz und Sche- mel sehr gut. Das Kind kann den WC-Sitz dann völlig ohne fremde Hilfe erreichen. Und auch das ist ein Ansporn: Kinder fühlen sich „erwachsener", wenn sie die große Toilette benutzen können.

Schemel. Einerseits perfekt geeignet zur Nutzung in Kombination mit dem WC- Sitz - so ist bereits frühzeitig der Gang

auf die Erwachsenentoilette möglich. Andererseits ermöglicht der Schemel, das Waschbecken ohne fremde Hilfe zu erreichen und die tägliche Körperpflege ganz selbständig zu üben. Bei Zwillin- gen brauchen wir natürlich wieder zwei solche Schemel ...

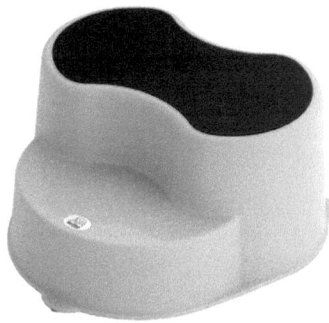

Toilettentrainer. Eine weitere Variante sind Toilettentrainer mit Treppenstufen, über die das Kind zum WC- Sitz steigt. Der Kidskit Toilettentrainer verfügt über rutschfeste Füße, Haltegriffe und ist zu- dem zusammenklappbar. Der anato- misch geformte WC-Sitz kann auch se- parat verwendet werden.

Außerdem ist der Umbau zu einem Töpf- chen möglich. (Quelle: Rotho Babyde- sign GmbH)

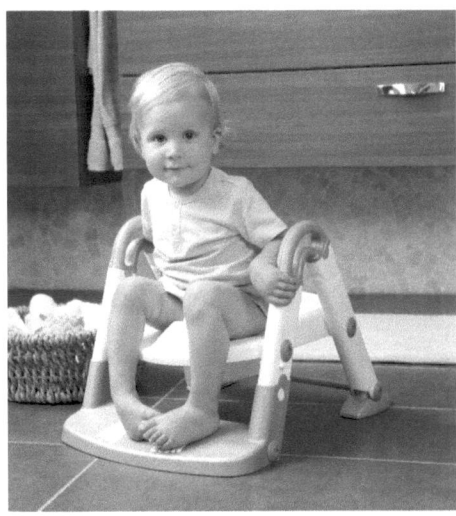

Kinderanhänger: Mobil bleiben mit Zwillingen

Fahrradanhänger, in denen Kinder transportiert werden können, sind gerade für Zwillingseltern eine tolle Idee! So bleiben sie den Sommer über unheimlich mobil und können Ausflüge unternehmen, die sonst nicht möglich wären. Allerdings stehen Sicherheit und einige andere Überlegungen vor der zusätzlichen Anschaffung eines solchen Transportmittels.

Dank Kinderanhänger - oder inhaltlich korrekter: dank „multifunktionalen Kindertransporters" - können sich frischgebackene Eltern schon kurz nach der Geburt ihres Kindes wieder aufs Fahrrad schwingen.

„Ersthänger statt Zweitwagen" lautet heute in vielen jungen Familien die Devise. Der Kinderanhänger ist schon lange in Deutschland angekommen und ersetzt häufig sogar den Kinderwagen, denn noch bevor der Verwandlungskünstler ans Rad gehängt wird, lässt er sich als Buggy praktisch vom ersten Tag an nutzen.

Für den Transport der Kinder per Fahrrad ist der Anhänger so ziemlich die sicherste Variante. Im Gegensatz zu einem ans Rad montierten Kindersitz sind die Kleinen darin gut geschützt und kippsicher in einem stabilen Rahmen untergebracht. Zudem wirkt sich der Kindertransporter nicht so negativ auf die Stabilität und Beherrschbarkeit des Fahrrads aus.

Das gilt ganz besonders für den Transport von Zwillingen, denn ein Fahrrad mit zwei Kindersitzen (einer vorn, einer hinten) lässt sich ganz schwer lenken und ist auch nicht besonders kippsicher - wie ich Euch aus meiner Erfahrung als radfahrende Zwillingsmutter sagen kann. Was muss man sonst noch beachten?

Sicherheit von vorn …

Sicherheit im Gespann fängt bei der Zugmaschine an. Hier ist ein technisch einwandfreier Zustand Ihres eigenen Fahrrads absolute Grundvoraussetzung. Das gilt ganz besonders für die Bremsen, die auch mit dem zusätzlichen Gewicht schnell und zuverlässig bremsen müssen. Daneben erleichtert eine kleinere Übersetzung dem Fahrer nicht nur die Arbeit, sondern sorgt auf Anstiegen und bei langsamer Fahrt auch für ein sicheres Handling. „Eventuell lohnt es sich, vorübergehend auf kleinere Kettenblätter umzurüsten", rät Tobias Erhard von Sram, einer Fahrradzubehörfirma aus USA.

Ist ein E-Bike als Zugfahrrad geeignet?

Leichter fährt es sich natürlich von vornherein mit einem Elektroantrieb. Aber Achtung! Schnelle E-Bikes sind nicht für den Kindertransport zugelassen. „Pedelecs mit einer Tretunterstützung bis 25 km/h dagegen werden vom Gesetzgeber grundsätzlich wie Fahrräder behandelt, womit auch der Kindertransport im Anhänger möglich ist", erklärt Peter Horsch vom E-Bike-Hersteller Blue Label. Allerdings sollte man hier eingehend die

Betriebsanleitung studieren oder beim Hersteller bzw. Händler nachfragen, was beim eigenen Rad speziell zu berücksichtigen ist.

Sicherheit hat auch bis ganz hinten Priorität.

Beim Anhänger selbst ist sicherzustellen, dass alle Steckverbindungen und die Kupplung fest sitzen. Den Reifendruck von Zeit zu Zeit zu prüfen, ist nicht nur eine Frage des Fahrkomforts, sondern beugt auch ärgerlichen Pannen vor. Manche gefederten Modelle müssen darüber hinaus an das transportierte Gewicht an-

gepasst werden. Eine selbstregulierende Elastomer-Federung wie etwa beim „Kid Plus" von Croozer entfaltet dagegen schon bei Babys automatisch eine angepasste Dämpfungswirkung.

Äußerst wichtig ist, dass die Kinder richtig im Anhänger sitzen. Für die Kleinsten gibt es sogar einen Babysitze, und für etwas größere Kinder empfiehlt sich eine Sitzstütze als Zubehör.

Das korrekte Angurten muss zur Routine werden. Größere Kinder dürfen sich natürlich auch selber anschnallen, allerdings - so viel Zeit muss sein - nie ohne anschließende Kontrolle durch den Fahrer. Die Gurtlänge sollte nicht nur dann

Fahrradanhänger sind eine prima Alternative für Zwillingseltern

Der Münchner Zwillingsvater Michael E. testete den Leggero Vento und berichtete darüber in ZWILLINGE und in unserem Ausstattungsratgeber. Hier sein Fazit:

- Etwas schwer aufzubauen, knappe Anleitung, 90 Minuten, aber dann passt's.
- Kann unter der Kellertreppe geparkt werden, ist nur 16,5 Kilo schwer.
- Ankoppeln geht leicht, Sicherungsband könnte leichter einzufädeln sein.
- Wegen Diebstahl: Kupplung könnte abschließbar sein.
- Räder sind gut geschützt.
- Kinder haben ausreichend Platz.
- Dank Alu-Bodenwanne große Stabilität.

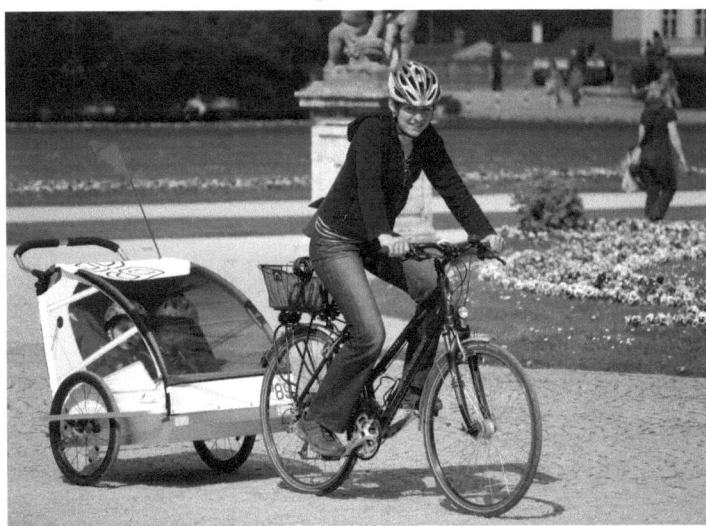

- Rücklicht für Nachtfahrten muss man nachrüsten.
- Spritzschutz an Rädern fehlt leider.
- Mit Extra-Zubehör kann man den Anhänger zum Jogger umbauen.

Wer mehr wissen möchte - kann sich in unserem Ausstattungsratgeber informieren.

angepasst werden, wenn das Kind wieder ein Stück gewachsen ist, sondern auch je nachdem, wie dick es angezogen ist.

Apropos Anziehen: Im Gegensatz zum Fahrer bewegen sich die kleinen Passagiere im Anhänger kaum. Entsprechend dürfen sich die Eltern nicht nach ihrem eigenen Empfinden richten und sollten den Nachwuchs gut gegen den Fahrtwind schützen - also lieber eine Bekleidungsschicht mehr anziehen und gegebenenfalls das Verdeck schließen.

Weitere Sicherheitsaspekte ...

Eine Helmpflicht für Kinderanhänger gibt es eigentlich nicht, zudem bietet bereits der Anhänger weitgehend Schutz. Trotzdem geht man besser auf Nummer sicher und gewöhnt die Kinder gleichzeitig früh daran, beim Radfahren immer einen Helm zu tragen. Baby- und Kleinkinderhelme wie zum Beispiel der Abus „Rookie" kosten auch nicht viel (circa 34,95 Euro) und haben eine abgeflachte Rückseite, sodass der Kopf im Sitz nicht nach vorne gedrückt wird.

Damit der Kindertransporter gut gesehen wird, sind die meisten Modelle mit Reflexstreifen ausgestattet. Eine aktive Beleuchtung muss dagegen in der Regel nachgerüstet werden. Praktisch ist eine elektrische Weiche wie die „Trailermatic" von Busch & Müller (circa 22,90 Euro), bei der das Fahrradrücklicht auf den Anhänger weitergeschaltet wird und das Kind so nicht permanent blendet. „Der bei jedem Anhänger mitgelieferte Wimpel warnt andere Verkehrsteilnehmer, wenn der flache Anhänger durch Autos oder Büsche verdeckt ist. Er ist daher nicht als optionales Zubehör zu betrachten, sondern sollte unbedingt montiert werden", betont Anne Richarz von Croozer.

Gute Fahrt durch gute Vorbereitung.

Das Fahren mit Anhänger ist selbst für geübte Radfahrer am Anfang ungewohnt. Deswegen sollte man erst einmal ohne seine wertvollste Fracht auf Tour gehen und abseits des Verkehrs auch einmal extreme Fahrmanöver wie Vollbremsungen oder abrupte Richtungswechsel üben. Etwas Ballast, zum Beispiel Säcke mit Blumenerde, sorgt dabei für ein realistisches Fahrgefühl.

Hindernisse sind im Gespann etwas schwieriger zu überwinden als mit dem normalen Fahrrad. Sogenannte „Radabweiser" sind daher zwar Pflicht, aber es gibt hier unterschiedliche Ausführungen. Vor allem bei Pollern und Straßenlaternen ist es von Vorteil, wenn die Räder selbst möglichst wenig freistehen und die Abweiser so nah daran montiert sind, dass sie nicht an Hindernissen hängenbleiben.

Problemstellen einfach vermeiden.

Wer sich schwer damit tut, ein Gefühl für Länge und Breite des Gespanns zu entwickeln, sollte über den Kauf eines Rückspiegels für den Lenker nachdenken. Aber keine Angst: Mit ein bisschen Übung und vor allem Vorausschau lässt sich alles meistern, und durch eine kluge Routenwahl kann man vielbefahrene Straßen und besondere Problemstellen häufig ganz vermeiden. (Quelle: Pressedienst Fahrrad)

Wir suchen Ihre Tipps & Ideen

Wie sind Sie und Ihre Zwillinge mobil geblieben? Schreiben Sie einen Beitrag an info@twins.de

Kindertransport: nicht jedes Fahrrad geeignet

Nicht jedes Trekkingfahrrad eignet sich dazu, einen Kindertransporter hinten dran zu hängen. Manchmal dürfen solche Räder auch gar nicht für diesen Zweck benutzt werden. Deshalb rät der ADAC, der einen Test mit der Stiftung Warentest durchgeführt hat, vor dem Kauf genau zu prüfen.

Dass E-Bikes nicht unbedingt für Kinderanhänger zugelassen sind, haben wir gerade gelesen. Aber auch nicht jedes Trekkingrad eignet sich zur Kinderbeförderung. Deshalb gibt der ADAC Familien den Rat, vor dem Kauf stets zu prüfen, ob das Rad anhängertauglich ist.

Die Experten schreiben: „Der Transport von Kindern mit dem Fahrrad steht bei jungen Familien hoch im Kurs. Doch besonders Trekkingräder sind für den Allroundgebrauch nicht immer ausgelegt. Sobald das zulässige Gesamtgewicht überschritten wird, kann es zu Beschädigungen des Fahrrads kommen."

Gute Idee: Der ADAC fordert die Hersteller auf, das zulässige Gesamtgewicht gut lesbar am Rad anzubringen und Angaben zur Montage und Standfestigkeit auch in der Bedienungsanleitung herauszustellen.

Bei einem Test mit der Stiftung Warentest von 20 Trekkingrädern hatte der ADAC zusätzlich Kindertransportmittel überprüft. Getestet wurden dabei beispielhaft die nachträgliche Montage, Standsicherheit und Belastungsfähigkeit anhand von drei gängigen Kinderfahrradanhängern der Marken Croozer, Thule und Monz und von zwei Kinderfahrradsitzen der Marken Römer und Hamax.

Wer sein Trekkingrad für den Kindertransport nutzt, sollte bereits vor dem Kauf klären, welche Systeme sich montieren lassen. Hier empfiehlt sich stets eine ausführliche Beratung im Fachhandel, womit wieder einmal bewiesen wäre, dass ein Kauf über's Internet nicht immer die beste Lösung ist.

Die Testergebnisse haben gezeigt, dass der Kindertransport nicht immer mit allen Fahrrädern problemlos möglich war. Der Kinderanhänger von Monz konnte zum Beispiel bei keinem der 20 Trekkinggrädern montiert werden, der von Croozer dagegen bei jedem. Oftmals fehlen auch Angaben vom Hersteller, ob Fahrradanhänger überhaupt benutzt werden dürfen. Neben der richtigen Montage sind der sichere Stand sowie die Einhaltung des zulässigen Gesamtgewichts wichtig. Gerade bei zusätzlichen Belastungen mit Gepäck für längere Radtouren und einem vollbesetzten Kinderanhänger ist die Belastungsgrenze des Fahrrads schnell erreicht. Und natürlich: Wer, so wie unsere Leser und Leserinnen gleich zwei - meist gleichgewichtige - Kinder transportiert, ist noch schneller am Limit der Belastbarkeit.

Weitere Informationen gibt es unter

www.adac.de

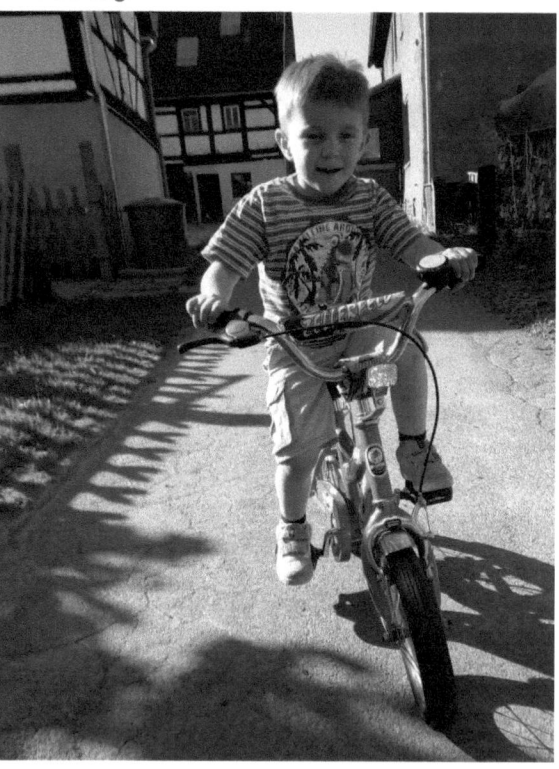

Muttertagsgeschenk: wir fahren Fahrrad

Die meisten Kinder lernen das Fahrradfahren ganz schnell, weil sie vorher schon ein Laufrad hatten, mit dem sie ihr Gleichgewichtsgefühl perfekt schulen konnten. Das war bei Sören und Emil nicht anders. Trotzdem waren die Zwillinge ebenso wie der Rest der Familie ganz erstaunt, wie gut es dann mit dem Fahrrad klappte. Ein tolles Geschenk zum Muttertag!

Wir haben unsere Mama ein richtig tolles Muttertags-Geschenk gemacht! Wir können endlich Fahrradfahren.

Mama hat uns über eBay-Kleinanzeigen kleine Fahrräder gekauft zum günstigen Preis, was Mama natürlich super gefreut, da sie ja immer alles doppelt für uns braucht.

Eigentlich wollten wir, dass uns unser Papa die Stützräder an die Fahrräder baut. Aber Papa meinte, das sollten wir dann mal besser gleich ohne Stützräder machen ...

Das aber war uns gar nicht geheuer.

Aber der Papa meinte, wir könnten ja Laufrad fahren wie die Wilden und das Fahrrad fahren sei ja fast wie Laufrad fahren.

Dann hat der Papa die Sättel so weit runter gemacht, dass wir mit den Füßen auf den Boden kamen wie bei den Laufrädern und so mit den Fahrrädern stehen konnten. Im Notfall hätten wir uns mit den Füßen auffangen können.

Dann sollten wir uns einfach auf die Fahrräder draufsetzen und mit den Füßen wie beim Laufrad abstoßen und

Papa sollte Stützräder an die neuen Fahrräder anschrauben, meinte die Mama. Den Zwillingen war es auch nicht ganz geheuer, ohne zusätzliche Hilfe aufzusteigen. Doch nach einer Stunde düsten sie über den Hof.

wenn wir genügend Schwung haben, sollten wir die Füße einfach auf die Pedale stellen und treten.

Wir dachten erst, das bekommen wir absolut nicht hin, aber dann ging es doch besser als gedacht. Wir haben quasi eine Stunde gebraucht zum Fahrradfahren üben und dann sind wir schon über den Hof gesaust.

Mama hat nur so gestaunt, dass wir das hinbekommen. Sie war ja auch eher dafür gewesen, dass der Papa die Stützräder ranbaut.

Jedenfalls haben unsere Eltern gestaunt, wie schnell wir so toll fahren konnten. Und wir haben auch selbst über uns gestaunt, dass wir das so schnell hin bekommen.

Und unsere Mama war so stolz darauf. Sie meinte, dass

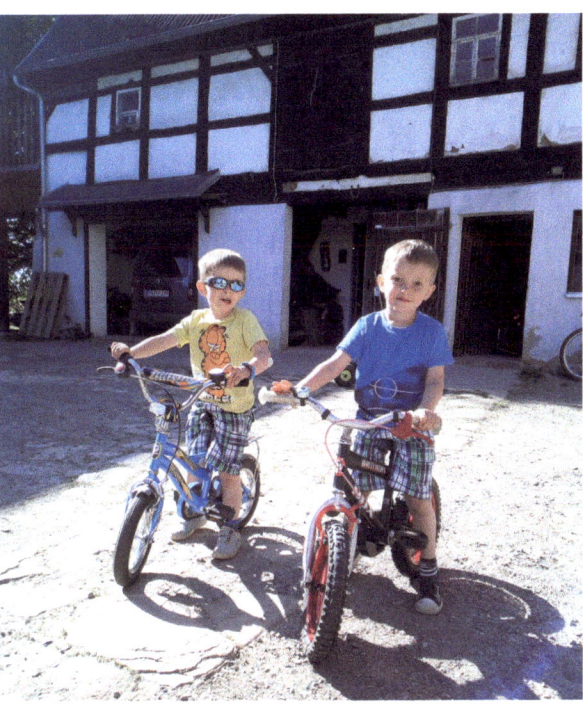

Endlich können Sören und Emil mit Bruder Björn um die Wette fahren.

wir ihr das beste Muttertagsgeschenk gemacht hätten. Natürlich hat sich Mama auch über unsere richtigen Geschenke gefreut, die wir im Kindergarten ge-

bastelt haben. Jetzt können wir endlich mit unserem großen Bruder Björn um die Wette fahren. Sören und Emil P. mit Mama Franziska

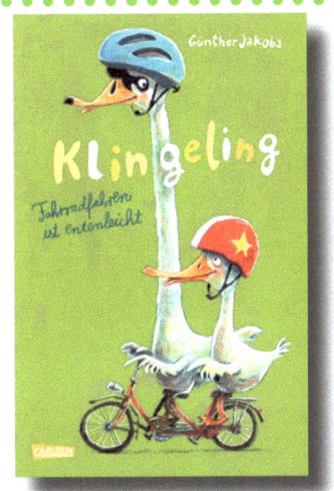

Fahrradfahren ist nicht schwer!

Wie wäre es mit einer Fahrradtour? Auf die Idee kommt auch Henry Schwan, der beste Freund von Emil Ente. Aber Emil kann doch gar nicht Fahrrad fahren. „Buhuu-uh! Bähää!" schluchzt er und will nicht auf das Fahrrad steigen. Zum Glück hat sein Freund Henry eine Idee. Mit den beliebten Figuren aus „Schnabbeldiplapp" erzählt Günther Jakobs eine neue Geschichte, die einmal mehr zeigt, was man schaffen kann, wenn man nur mutig genug ist, es zu versuchen.

Günther Jakobs „Klingeling - Fahrradfahren ist entenleicht", ab 4 Jahren, 32 Seiten, Hardcover
€ (D) 13,00 | € (A) 13,40
ISBN: 978-3-551-51850-7

Vorlesen schafft neue Zwillings-Leseratten

Die Stiftung Lesen bietet einen neuen Service für Eltern an: Geschichten zum Vorlesen auf Tablet und Smartphone - www.einfachvorlesen.de

„einfach vorlesen!" richtet sich an Familien mit Kindern bis 9 Jahren. Das kostenlose Angebot von Stiftung Lesen und Deutsche Bahn Stiftung ist vor allem für die Sommerferien praktisch, wenn Familien unterwegs sind.

Unter www.einfachvorlesen.de stehen ab sofort jede Woche neue Geschichten renommierter Verlage für Kinder ab 3, 5 und 7 Jahren zur Verfügung. Der Service von Stiftung Lesen und Deutsche Bahn Stiftung ist komplett kostenlos und auf allen digitalen Endgeräten ohne Anmeldung verfügbar. Als Download können die Geschichten problemlos mit in die Sommerferien genommen werden, egal ob auf die Urlaubsreise, ins Freibad oder den Balkon.

„Vorlesen war noch nie so einfach! Die passenden Geschichten gibt es nun mit einem Klick online für alle", sagt Antje Neubauer, Leiterin des Fachkuratoriums Bildung der Deutsche Bahn Stiftung. „Mit dem Angebot wollen wir alle Eltern dabei unterstützen, ihren Kindern am besten täglich 15 Minuten vorzulesen." Diese Empfehlung ist ein Ergebnis der jährlichen Vorlesestudie. Kinder, denen regelmäßig vorgelesen wird, haben später bessere Noten in der Schule, sind kreativer und einfühlsamer gegenüber anderen. Rund ein Drittel der Eltern liest seinen Kindern aber nur selten oder gar nicht vor, nicht nur, weil ihnen Zeit, sondern auch Ideen fehlen, was sie vorlesen können.

„Mit ‚einfach vorlesen!' schaffen wir ein ganz neues Angebot für daheim und unterwegs, das Eltern mit ihren Kindern bedenkenlos nutzen können", erklärt Sabine Uehlein, Geschäftsführerin Programme der Stiftung Lesen. „Bei uns finden Familien sorgfältig ausgewählte Geschichten, ganz ohne Kosten und Werbung, sodass sie sich vollkommen aufs Vorlesen konzentrieren können."

Jede Woche erscheinen drei illustrierte Vorlesegeschichten renommierter Kinderbuchverlage und bleiben vier Wochen lang online. Alle Texte können online genutzt oder als PDF heruntergeladen werden. Via WhatsApp oder Facebook-Messenger können sich Eltern über neue Geschichten informieren lassen.

www.einfachvorlesen.de

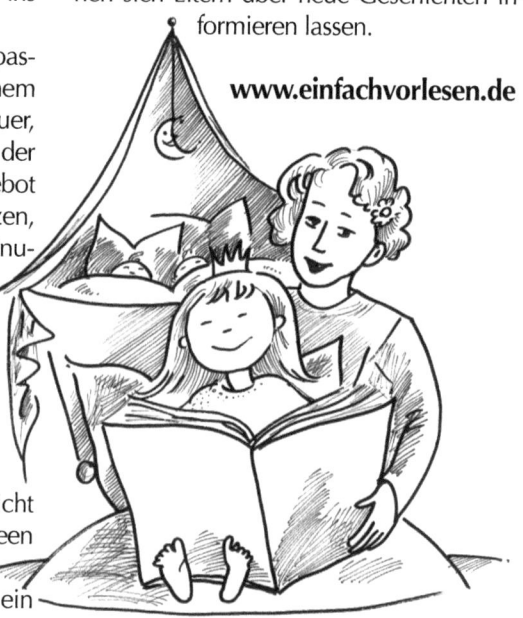

Neue Bücher: Schule der Magischen Tiere - endlich Ferien!

Was gibt es Schöneres in den Ferien als einen richtigen Regentag, an dem sich Zwillinge mit spannender Lektüre in ihr Zimmer zurückziehen können ... Hier haben wir das richtige Lesefutter für richtige kleine Leseratten.

Echte Leseratten kennen diese Abenteuerserie schon: Henry und sein magischer Leopard Leander sind nicht zum ersten Mal in den Ferien unterwegs.

Geister, Geheimnisse und Mitternachtspartys! Henry und sein magischer Leopard Leander machen diesmal Urlaub in einem echten Gespensterschloss. Dort wohnen nämlich Henrys Großeltern. Dumm nur, dass seine eingebildeten Cousinen auch da sind. Höchste Zeit für einen Gruselstreich! Doch plötzlich spukt es wirklich im Schloss. Zum Glück hat Henry mit seinem Leoparden Leander den besten Geisterjäger der Welt ...

In der Schule der magischen Tiere heißt es zum dritten Mal: Endlich Ferien! Die magischen Tiere packen ihre Koffer - und das Abenteuer beginnt ... Ein spannender Ferienkrimi in kurzen Kapiteln - mit echtem magischem Tier.

So macht selbst Lesemuffeln das Lesen Spaß und ein hässlicher Ferientag mit schlechtem Wetter wird zu einem Tag des Lesevergnügens. Und da die Kapitel stets kurz sind, wird es auch nicht langweilig und die Zwillinge können die Lektüre auch immer mal wieder unterbrechen.

Versteht sich von selbst, dass für Zwillinge zwei Bücher angeschafft werden müssen.

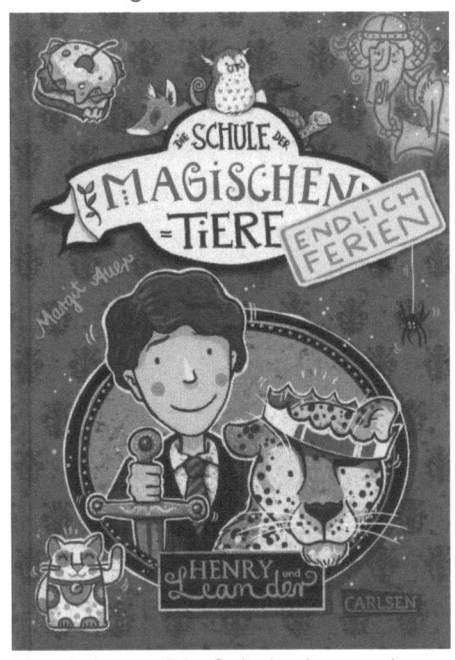

Margit Auer, „Die Schule der magischen Tiere - Endlich Ferien", Band 3, ISBN 978-3-551-65333-8, 9,99 Euro (D), 10,30 (A), 14,90 CHF in CH.

Und das ist ja auch kein Problem, denn die Schule der magischen Tiere umfasst bereits drei Bände. Den dritten Band verlosen wir unter unseren Lesern/Leserinnen im Rahmen der Aktion „Buch gegen Beitrag" - bewerbt Euch unter info@twins.de

Familienspaß: Stock-brot am Lagerfeuer

Das macht allen kleineren und größeren Kindern Spaß: Stockbrot backen - entweder am Lagerfeuer oder einfacher auf dem Grill. Ist einfach, schmeckt gut und die Zwillinge machen gerne mit.

Stockbrot ist - wie der Name schon vermuten lässt - Brot, das an einem Stock gebacken wird. Ein klassisches Event am Lagerfeuer. Aber wann macht man schon ein Lagerfeuer im eigenen Garten?
Deshalb kann man Stockbrot auch auf dem Grill zubereiten. Und Grillen - das tun wir ja im Sommer sowieso sehr gerne. Unsere Familien sind Grillweltmeister.

Rezepte für den Stockbrotteig findet man zuhauf im Internet. Hier eine kleine Auswahl von Internetadressen dafür:

* www.lecker.de
* www.chefkoch.de

Zwei Varianten empfehlen sich für den Stockbrotteig - einfacher ist ersterer, weil er nicht gehen muss.

* Quark-Öl-Teig
* Hefe-Teig

Zutaten für den Quark-Öl-Teig

* 300 g Mehl
* 1 Päckchen Backpulver
* 150 g Magerquark
* 6 EL Öl
* 6 EL Milch
* 1 Prise Zucker
* ca. 1 TL Salz

Was braucht man sonst noch?

* Holzstöcke vorzugsweise von der Weide, die man anspitzt. Der Durchmesser der Stöcke sollte circa 1,5 Zentimeter sein und von der Länge mindestens 40 Zentimeter.
* Ein Lagerfeuer, das unter Aufsicht angezündet und am Laufen gehalten wird oder
* einen Grill mit glühender Holzkohle - natürlich auch unter Aufsicht von Erwachsenen.

Zubereitung des Quark-Öl-Teiges

* Quark, 6 EL Öl, 6 EL Milch sowie 1 Prise Zucker in eine Schüssel geben und mit den Schneebesen eines Handrührgerätes glatt verrühren.
* 300 g Mehl, 1 Päckchen Backpulver und 1 TL Salz mischen und alles zur Quarkmasse geben.
* Jetzt kommen die Knethaken zum Einsatz. Alle Zutaten mit den Knethaken des Handrührgerätes zu einem glatten Teig verkneten.

Stöcke für's Brotbacken vorbereiten

Den Teig für das Stockbrot mit bemehlten Händen auf der mit Mehl bestäubten Arbeitsfläche noch einmal durchkneten. Dann den Teig in sechs gleichgroße Stücke teilen. Aus jedem Teigstück eine circa 30 Zentimeter lange Rolle formen.

Für jedes Stockbrot wird dann eine dieser Teigrolle spiralförmig um je ein spitzes Stockende gewickelt. Den Teig am Ende leicht zusammendrücken, damit das Stockbrot beim Grillen nicht vom Stock rutschen kann.

Die so vorbereiteten Stockbrote werden auf den heißen Grill gelegt oder in ein offenes Feuer gehalten. Dabei sollte ein Erwachsener auf jeden Fall helfen.

Das Brot etwa 20 bis 30 Minuten grillen (backen) und dabei öfter drehen, damit es gleichmäßig gebräunt und gegart wird. Überm Lagerfeuer ist die Gefahr, dass das Stockbrot zu braun (schwarz) wird natürlich größer, umso vorsichtiger muss mit dem Stock und seiner leckeren Fracht umgegangen werden.

Zutaten für einen Teig mit Hefe

- 500 g helles Mehl
- 1 Würfel frische Hefe
- 250 ml Wasser, lauwarm
- 3 EL Olivenöl
- 1 EL Salz
- 1/2 EL Knoblauchsalz
- 1 Prise(n) Zucker
- für etwas Würze: 1/2 EL Knoblauchsalz und eventuell etwas Pizzagewürz

Zubereitung:

- Warmes Wasser in einen Behälter geben und die Hefe hineinbröseln.

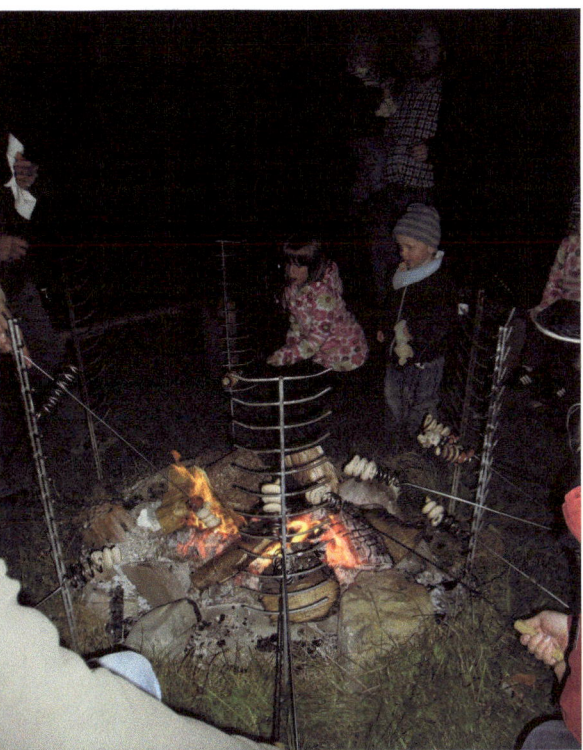

Bauernhofurlaub mit Lagerfeuer und Stockbrot: Die Zwillinge Felix und Malte haben zusammen mit anderen Kindern einen Riesenspaß.

Umrühren, bis sich die Hefe gelöst hat.

- Mehl, Olivenöl, Salz, Knoblauchsalz, Zucker in eine Schüssel geben.
- Die aufgelöste Hefe dazugeben und und mit dem Handmixer kneten, bis der Teig schön glatt ist.
- Den Teig eine halbe Stunde an einen warmen Ort stellen, bis er mindestens auf die doppelte Größe aufgegangen ist. Dann nochmal mit der Hand durchkneten.
- Ergibt zwei Bleche Pizza oder acht Portionen Stockbrot.

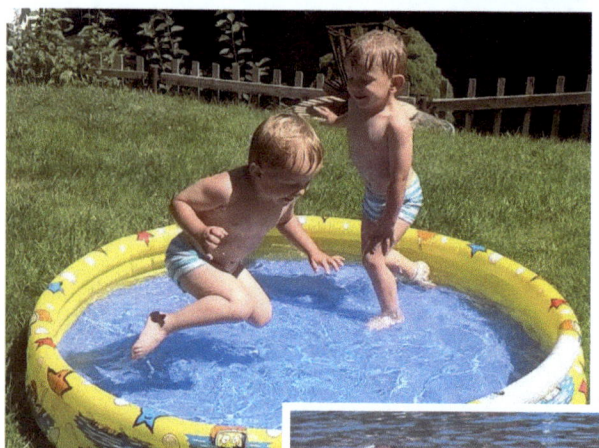

Wir suchten den „perfekten Sommertag" und Emil und Sören haben uns dieses schöne Badefoto geschickt ...

Wie Marie und Sophie schwimmen lernten, haben wir schon im letzten Heft gelesen - sie lieben das Wasser. ...

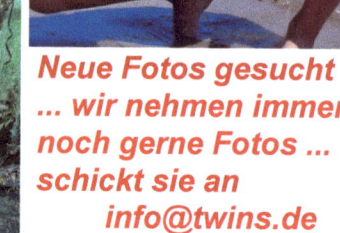

Neue Fotos gesucht ... wir nehmen immer noch gerne Fotos ... schickt sie an info@twins.de

Leonie und Leon haben sich für die Schwimmbrillen beworben (siehe Leserbriefe) und schwupps ... sind die Brillen da. Wir haben immer noch ein Paar Schwimmbrillen, das wir verlosen.

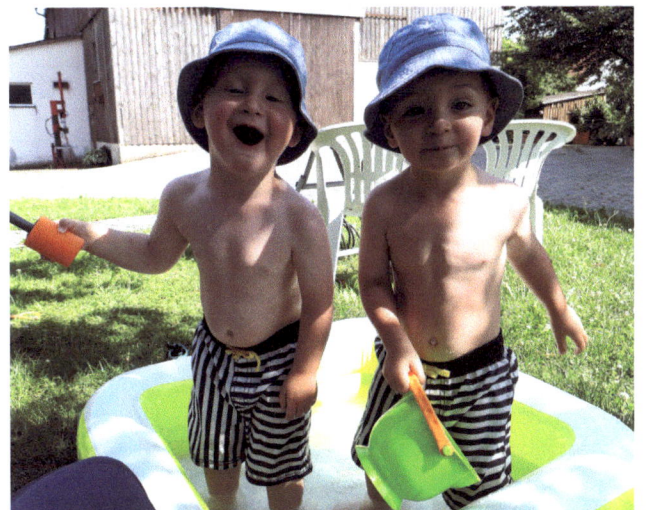

Oskar und
Theo amüsie-
ren sich im
Plantschbe-
cken ... fast
hätten sie es
auf's Cover
geschafft.

Und die-
se beiden
Damen sind
diesmal
unsere Titel-
mädchen:
Amélie und
Marie.

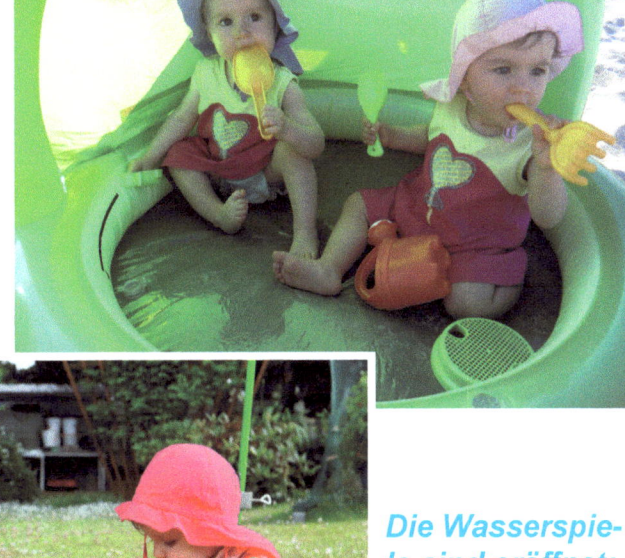

Die Wasserspie-
le sind eröffnet:
Jannis und Julia
spielen im
Garten - erstmal
vorsichtig mit
zwei Schüsseln
voller Wasser.

Reden ist Gold und bringt uns weiter!

Sigrun Eder ist Kinderpsychologin und schreibt Bücher. Glücklicherweise hat sie auch Zwillinge und schickt uns immer wieder kleine Anekdoten aus ihrem turbulenten Alltag mit Janna und Astrid. Diesmal geht's darum, dass man besser miteinander redet, statt einen „Tango" zu machen ...

Heute sagt Astrid zu mir: „Mama, hast du eine Zahnseide? Mir hängt noch etwas vom Hühnerhaxerl (das hat die Uttendorfer Oma gekocht) in der Zahnlücke. Zahnlücken sind doof!" Ich muss lachen und Astrid verzieht das Gesicht.

Leider konnte ich ihr nicht verklickern, dass ich sie nicht auslache, sondern einfach Gespräche mit Sechsjährigen viel cooler finde als mit Dreijährigen. Wobei ich damals auch schwerstens begeistert war, wie wir miteinander gesprochen haben.

Janna hat sogar mit zweieinhalb Jahren auf meinem Bauch liegend zu mir - als meine Oma gestorben ist - gesagt: „Du (ich) traurig, Mama weinen." Mit vier Jahren hat Astrid wegen einer schlimmen Sache fürchterlich weinen müssen und mich gefragt: „Kannst Du Dir nicht von einer Sternschnuppe wünschen, dass x wieder gut wird?"

Lustig finde ich aber auch Sätze wie diesen von Astrid: „Mama, komm schau wie groß ich schon bin. Ich geh Dir schon bis ´zu die Busen´". Janna habe ich mal zu dem Thema als wir ein Aufklärungsbuch gelesen haben, gefragt, welche Brüste sie später mal haben möchte. Sie fragte mich ganz interessiert: „Kann man sich die leicht aussuchen?" Und da merkte ich, dass ich die eine oder andere Frage wohl lieber nicht stellen oder präzisieren sollte. Neuerdings schicken mich die beiden freundlich aus dem Bad raus mit einem Satz wie diesem: „Kannst du bitte mal rausgehen? Ich muss mit der Janna etwas besprechen" oder sie haben ihren Spaß und machen einfach die Kinderzimmertüre hinter sich zu und ich muss mal kurz überlegen, wie ich das jetzt finde.

Im Moment tatsächlich prima. Denn ich checke dann ohne kritisch beäugt zu werden meine Mails, erledige (Arbeits-)Telefonate oder schicke Whatsapp-Nachrichten. Denn diesen Satz: „Mama, kannst Du nicht einen Tag ohne das Handy auskommen?" haben sie sich bestimmt von den Großeltern abgehört.

Groß sind sie geworden. Definitiv. Schulanfänger halt. Das fällt mir meistens im bestens ausgeruhten Zustand auf, wo ich ganz relaxed meine Mädels beim Quartett, Uno, Dingo, Schwarzer-Peter spielen beobachten kann. Oder wenn sie rund ums Haus bei Opa und Oma herumwuseln, Blumen umtopfen, ernten und ich mich, weil mich keine braucht, mal für eine Weile zum Schwimmen im Uttendorfer Badesee „vertschüsse". Und wenn wir unter der Woche unser Pflichtprogramm abspulen und zur Kinderzahnärztin gehen, klappt das hervorragend. Denn Astrid und Janna zeigen sich dort von ihrer Zuckerseite und ihre gut geputzten Zähne ohne Scheu her. Astrid hatte kürzlich ihre erste Mini-Füllung bekommen und musste nicht einmal mit dem Zauberstand wackeln, weil etwas komisch war. Als jedoch bei Janna ein zweiter Zahn

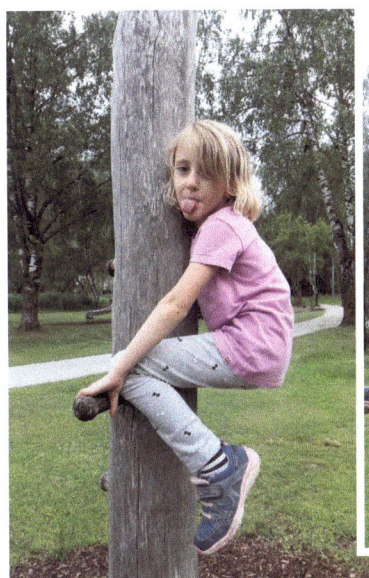
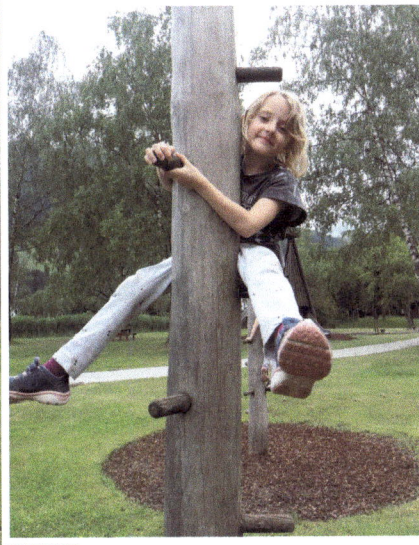

Astrid (links) und Janna haben gelernt, mit einem Rad mit Gangschaltung zu fahren ... immer wieder machen sie die Erfahrung, dass es besser ist, zu sagen, was man möchte oder denkt.

durchgebrochen ist und sie das bisschen Blut im Waschbecken ausspuckte, wurde Astrid plötzlich ganz schlecht, weil sie das so ekelte. Beim Wehleidig sein, gibt's immer unprognostizierbare Unterschiede.

Und wenn sie nicht gerade ein Herz und eine Seele sind, dann kracht es ordentlich. So, dass ich manchmal Sorge habe, dass sich eine richtig weh tut. Doch dann mache ich das, was nicht gerade löblich, aber hilfreich ist. Ich erinnere sie an das, was sie

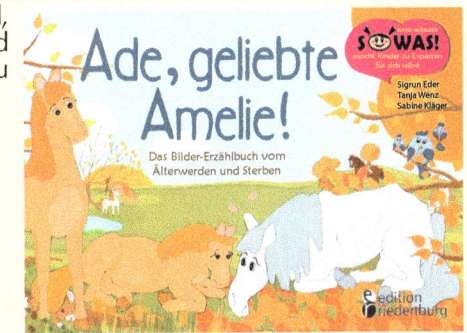

für meinen Geschmack zu gerne tun: „Fernsehen (mit Amazon Prime)".

Ich sage dann zum Beispiel: „Gibt es ein oder zwei Kinder, die heute noch gerne etwas im Fernsehen schauen möchten? Ja? Dann muss es aber ganz schnell wieder friedlich werden." Und zack, sind sie wieder auf eine andere Sache fokussiert und der Streit kann beigelegt werden. Ich helfe aber auch nach, indem ich jeweils nachfrage, was das Problem ist und wer was braucht, damit es beiden wieder gut geht.

Und als die beiden einen Riesentango wegen der Ausfahrt mit dem Fahrrad mit Gangschaltung, das der Osterhase gebracht hatte, gemacht haben und sich weigerten, mit dem Opa und mir zu einem speziellen (ungefährlichen) Weg zu fahren, spielte ich die „Mama-ist-die-Chefin-Karte" aus,

weil ich wusste, es wird ihnen gefallen. Und Astrid hat richtig Freude entwickelt und hat das Gangschalten in Windeseile gelernt. Sie ist zwischen Opa und mir hin- und hergefahren und später, habe ich mit ihr ein Wettrennen gemacht und dabei Janna auf den Schultern getragen.

Und Janna hat mir auf mein Nachfragen zum „Tango machen" erzählt, dass sie bloß Angst gehabt hätte, dass sie vom Rad stürzt und sich weh tut und deshalb nicht mitfahren wollte. Ich meinte: „Mir ist lieber, du sagst mir, was los ist, anstatt herumzuspinnen". Sie antwortete mit: „Und was hättest du dann gesagt?" „Was Dir helfen könnte, mutiger zu werden."

Ja, miteinander reden ist superklasse!

(Sigrun Eder)

Unsere Titelmädchen Juli/ August 2018: Amélie & Marie

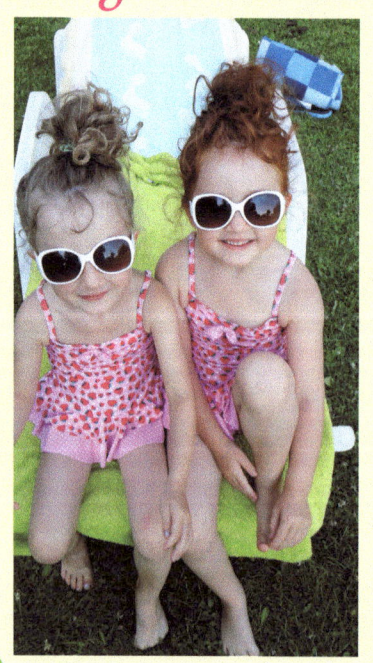

Unsere Kinder, Amélie und Marie, erblickten am 27.6.2011 (37+1 SSW) im DRK-Krankenhaus Chemnitz-Rabenstein das Licht der Welt. Beide wurden auf natürlichem Weg geboren und waren kerngesund, die Schwangerschaft verlief ebenso ohne Komplikationen. Amélie wurde um 05:08 Uhr mit einem Gewicht von 2.640 Gramm und 49 Zentimeter geboren, Marie folgte 9 Minuten später mit 2.590 Gramm und 48 Zentimeter. Das Foto entstand im Juli 2016 in Ungarn am Balaton. Wir haben zusammen mit unseren Freunden Katharina, Jenny und Thomas einen wunderbaren Urlaub verbracht. Ich danke Euch dafür, Ihr Lieben, so durfte eine Zwillingsmama auch mal Urlaub machen!

PS. Die Kinder haben wirklich so verschiedenfarbige Haare - das fragt uns jeder :-). Amélie (blond) hat Mamas Haare von früher und Papas Blutgruppe und Marie (rot) hat die Haarfarbe ihres Papas von früher geerbt und Mamas Blutgruppe. Ordentlich gemischt. (Kerstin B.)

LeserInnenfrage: Tischmanieren bei Zwillingen

Essen gehen mit Kindern kann zur echten Herausforderung werden, wenn die Zwillinge sehr unruhig sind, nicht sitzen bleiben mögen oder sogar schlechte Esser sind. Zwillingsmutter Martina B. schreibt einen Hilferuf.

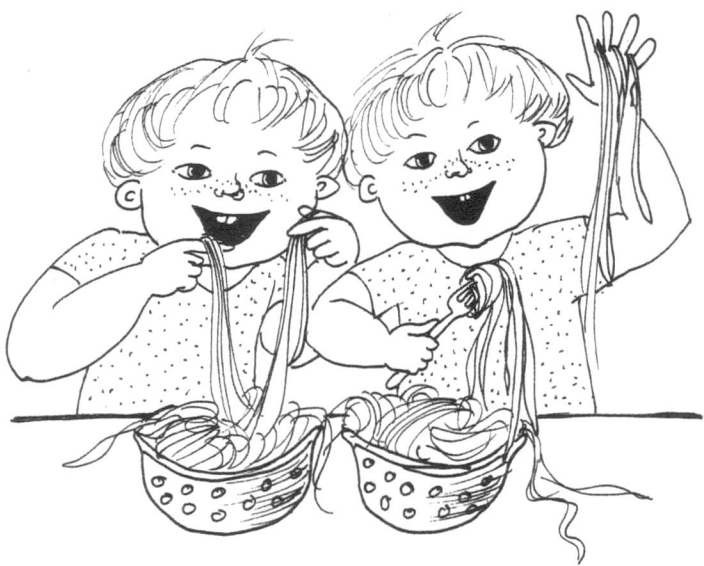

Liebe Redaktion, vielleicht kann mir jemand einen Tipp geben? Unsere Zwillinge Tino und Basti sind jetzt zweieinhalb Jahre alt. Wir verbringen viel Zeit zu Hause und waren auch erst einmal im Urlaub, weil es einfach so stressig ist, etwas mit ihnen zu unternehmen. Aber auch wir wollen mal als Familie ausgehen und vielleicht in einem Restaurant essen.

Meine Schwiegermutter meinte neulich, so wie die beiden sich am Tisch aufführen und noch nicht einmal die Gabel oder einen Löffel halten können oder die Getränke umwerfen, könnten wir das gleich vergessen. Ja neulich sind wir sogar bei meiner Cousi-ne nicht eingeladen (quasi ausgeladen) worden, weil „die Zwillinge immer so herumtoben und nicht am Tisch sitzen bleiben" ...

Kinder bei Tisch, stumm wie die Fisch?

Sie sind ja noch nicht einmal drei. Kann man da schon erwarten, dass die Tischmanieren hundertprozentig stimmen? Und wenn ja, kann man erwarten, dass die Kinder brav am Tisch sitzen bleiben, bis alle fertig sind?

Was machen andere Zwillingseltern? Schreibt an info@twins.de

Zwangstrennung in Kindergarten & Schule nicht immer nötig

Wenn Erzieherinnen hören, dass Zwillinge in den Kindergarten kommen, denken sie gerne, dass diese getrennt werden müssen. Doch das ist wirklich von Zwillingspaar zu Zwillingspaar verschieden und sollte die Entscheidung der Familie sein, die die Kinder am besten kennt. Daniela S. berichtet.

Auch ich möchte etwas zum Thema Kindergarten und Schule beitragen. Unsere Söhne sind im Februar geboren. Sie sind zweieiig und können als Zwillinge wohl verschiedener nicht sein. Florian hat braune glatte Haare, blaue Augen und ist circa fünf Zentimeter größer als sein Bruder.

Unterschiedlicher können Zwillinge wohl nicht sein ...

Benjamin hat jetzt auch glatte, aber blonde Haare. Bis zu seinem dritten Lebensjahr hatte er die herrlichsten Locken! Er hat grün-braune Augen und ist halt kleiner als sein Zwillingsbruder.

Auch ihre Charaktere sind total unterschiedlich. Florian malt, schreibt und bastelt gerne, er ist mehr für's „Feine" - der Denker.

Benjamin ist für's „Grobe". Er spielt Fußball und handwerkert gerne mit dem Papa und dem Opa. Seine gemalten Bilder und Basteleien sind nicht so sauber und genau wie die seines Bruders. Wir sagen immer: Florian wird Architekt, der die Häuder plant. Benjamin wird der Maurer, der sie baut.

Als die beiden noch recht klein waren,

wollte keiner ohne den anderen sein. Und so kam für mich nur eine gemeinsame Kindergartengruppe in Frage. Davon musste ich allerdings erst noch die Kindergarten-Leiterin überzeugen. Die meinte nämlich in einem Atemzug: „Oh, Zwillinge haben wir noch gar nicht gehabt. Geschwister kommen grundsätzlich in getrennte Gruppen!"

Ich erklärte ihr den Unterschied von Geschwistern unterschiedlichen Alters und Zwillingen. Geschwister sind es schließlich von Anfang an gewohnt, auch einmal ohne den anderen zu sein. Zwillinge, eineiige oder auch zweieiige, sind sehr eng miteinander verbunden.

Eine gemeinsame Kindergartengruppe wurde möglich gemacht.

Schließlich kamen unsere Zwillinge in eine gemeinsame Gruppe. Dem schüchternen, sensiblen Benjamin tat es gut, dass sein „großer Buder" sich um ihn kümmerte.

Schon nach einigen Wochen hatte jeder seine eigenen Freunde und sie machten auch viel getrennt. Innerhalb der Gruppe zum Beispiel spielte Benjamin viel in der Bauecke. Während Florian mit einigen

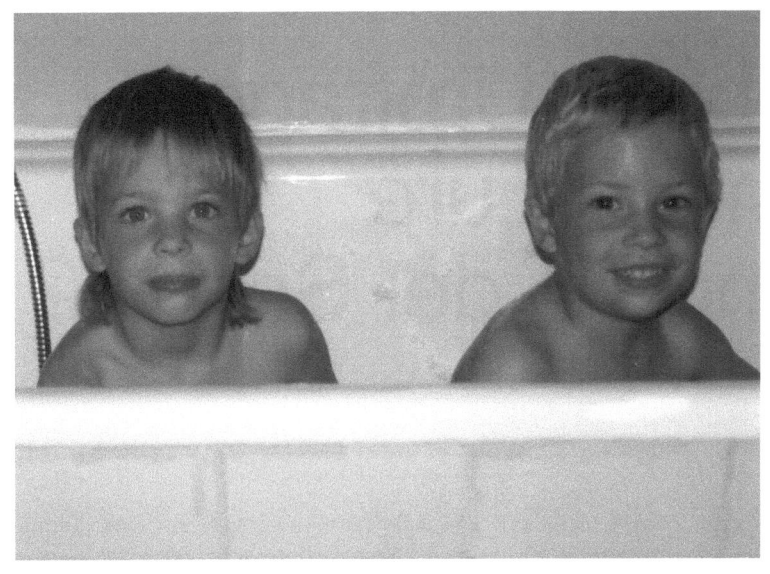

Florian (links) und Benjamin als sie etwa vier Jahre alt waren. Viel hat sich am Aussehen bis heute nicht geändert - sie sind zweieiige Zwillinge.

Mädchen am Basteltisch zu finden war. Sie haben sich in der gemeinsamen Gruppe sehr gut entwickelt, ohne den Bruder zu behindern. Das bestätigten mir auch immer wieder die Erzieherinnen.

Nun gehen beide seit letztem Herbst in die Schule, ebenfalls in eine gemeinsame Klasse. Bei unserer Dorfschule konnten wir auch nicht wählen, es gibt ja nur eine Klasse. Allerdings wurde die erste Klasse bis zu den Herbstferien in zwei Gruppen geteilt. Wir haben uns dann darauf eingelassen, die Kinder für diese kurze Zeit zu trennen. Sicher, den Kindern tut das auch gut. Aber für uns Eltern ist es sehr kompliziert. Zwei verschiedene Stundenpläne?! Wenn der eine müde nach Hause kommt, muss der nächste los. Vormittags konnte ich gar nicht mehr aus dem Haus. Wenn ich mir vorstelle, ich hätte diese Situation für die nächsten Jahre - puh! Ganz zu schweigen von Elternabenden, Ausflügen etc.

In einer gemeinsamen Klasse ist das alles „in einem Aufwasch" erledigt. Und da unsere Zwillinge sich nicht im Wege stehen, haben wir ein gutes Gewissen, sie in den nächsten Jahren in eine Klasse zu geben. Das ändert sich sicher später einmal, wenn sie in weiterführende Schulen gehen. Aber bis dahin ist noch viel Zeit.

Mein Fazit bis jetzt: Gemeinsame Kindergartengruppen, beziehungsweise Schulklassen müssen nicht unbedingt die schlechtere Alternative sein. Es kommt einzig auf die Zwillinge an.

Unsere Kinder haben immer noch genügend Gelegenheiten, getrennte Aktivitäten zu machen. Auch, wenn sie sich voneinander zurückziehen möchten, finden sie dafür eine Möglichkeit - zum Beispiel an Nachmittagen mit verschiedenen Freunden an verschiedenen Orten zu spielen. Sie schaffen sich automatisch ihren Freiraum, den sie brauchen. Und sie entfalten sich immer weiter, ohne sich gegenseitig einzuengen. So sind unsere Jungs.

Zweieiige Zwillinge sind Geschwister, die zufällig am selben Tag im selben Jahr Geburtstag haben. Und doch ist auch vieles anders als bei „normalen" Geschwistern. (Daniela S.)

Facebook-Umfrage*) Trennt Ihr Eure Zwillinge in der Schule?

Zwillinge in getrennte Kindergartengruppen? Zwillinge getrennt einschulen? Für viele Eltern ein Problem, das sie gern mit anderen besprechen. Hilfreich sind Erfahrungen anderer Eltern - zum Beispiel auch auf Facebook. Wir haben ein bisschen mitgelesen.

Meine Zwillinge sind in verschiedenen Schulklassen. Das war auch später im Kindergarten schon so. Jetzt sind sie in der zweiten Klasse und ich finde, sie zu trennen, war die beste Entscheidung, die wir treffen konnten.

Im Vorschulkindergarten stellten die Erzieher fest, dass unser Sohn immer für seine Zwillingsschwester antwortete. Er ließ ihr gar keine Cahnce, für sich selbst zu sprechen. Seit sie getrennt sind, haben beide gute Erfolge und keiner überstrahlt den jeweils anderen. Die Zeit, in der sie „allein" sind, hat beiden sehr gut getan. Aber: meiner Meinung nach gibt es bei dieser Entscheidung kein „falsch" oder „richtig". Jedes Zwillingspaar ist anders und es liegt an den Eltern, die richtige Entscheidung zu treffen und dazu müsst Ihr Eure Zwillinge einfach gut beobachten. (Kristin C.)

Meine Pärchenzwillinge kommen im Herbst in die Schule und aus genau diesen Gründen - siehe oben - habe auch ich mich entschlossen, sie in verschiedene Klassen zu geben. (Barbara M.)

Dann wünsche ich Euch viel Glück! Ehrlich gesagt, gibt es noch so viele weitere Vorteile bei einer getrennten Einschulung. Wir haben in unserer Schule viele weitere Zwillingspaare und die meisten Eltern lassen sie zusammen. Obwohl ich denke, dass muss jeder für sich selbst entscheiden, wundert es mich. (Kristin C.)

Für uns war die Entscheidung auch wirklich schwer. Doch ich glaube daran, dass wir uns richtig entschieden haben. Dir auch viel Glück! (Barbara M.)

Ich habe meine Zwillinge im vergangenen Jahr getrennt und es war die dämlichste Entscheidung, die ich hätte treffen können. Im laufenden Schuljahr sind sie wieder zusammen. Glücklicherweise konnten wir das so mit der Schulleitung regeln. Jetzt geht es allen Beteiligten wieder gut. (Carina B.)

Bei uns ist das Problem, dass sie mit dem Bus in die Schule fahren müssen. Das wollte ich ihnen nur zusammen zumuten. Und das ging dann auch wirklich gut. In er dritten Klasse wollten sie dann getrennte Wege gehen. Sie haben zwar die Klasse nicht gewechselt (also einer der beiden), aber es gibt viel Gruppenarbeit und dadurch die Möglichkeit, in verschiedenen Gruppen zu arbeiten. Das ist für beide ok und läuft wirklich gut. Am besten hört Ihr auf Eure Kinder und entscheidet dann. (Nadine L.)

Also meine Zwillinge mussten schlicht und ergreifend getrennt werden, weil sie immer von einander abgeschrieben haben oder manchmal sogar einfach die Hausaufgaben von der Schwester haben machen lassen. Gerade heute aber wünschte ich, sie wären in einer gemeinsamen Klasse. Sie haben doch echt heute früh in der Eile die Schuhe vertauscht und zwar so: Zoe hat zwei linke Schuhe an, Ria die zwei rechten. Dass ihnen die Füße nicht wehtun? Und leider werden sie sich erst zu Hause wieder treffen, also nach der Schule. (Karen S.)

Wie interessant Eure Diskussion! Meine Zwillinge sind erst zwei Jahre alt. Im Moment habe ich noch nichts entschieden und da sie Junge und Mädchen sind, ist es vielleicht auch nicht so dringend, sie zu trennen. Ich habe gehört, dass Pärchenzwillinge sowieso unabhängiger voneinander sind. Deshalb denke ich Moment auch, dass sie

eine gemeinsame Kindergartengruppe besuchen werden. (Renée L.)

Meine Pärchenzwillinge sind jetzt siebeneinhalb Jahre alt. Ich habe sie immer in gemeinsamen Gruppen gehabt. Als sie in die zweite Klasse gekommen sind, haben wir sie getrennt. Ich hatte das Gefühl, dass es Zeit war, sie getrennte Wege gehen zu lassen. Sie kennen diese Schule schon aus dem Schulkindergarten, der ebenfalls auf dem Gelände untergebracht ist. So fühlen sie sich dort sicher und gut aufgehoben, also nicht fremd. Ich habe das Gefühl, dass die Trennung zum jetzigen Zeitpunkt eine gute Möglichkeit für die beiden ist, mehr Selbstbewusstsein zu bekommen. Vor allem meine Tochter war es leid, immer nur als Paar wahrgenommen zu werden. Jetzt kann sie sich emanzipieren. (Katherina P.)

Auch ich habe Jungen/Mädchen-Zwillinge. Nach dem Kindergarten haben wir sie getrennt eingeschult. Das war auch nötig, denn unser Zwillingssohn hat sich von seiner Schwester total bemuttern lassen,

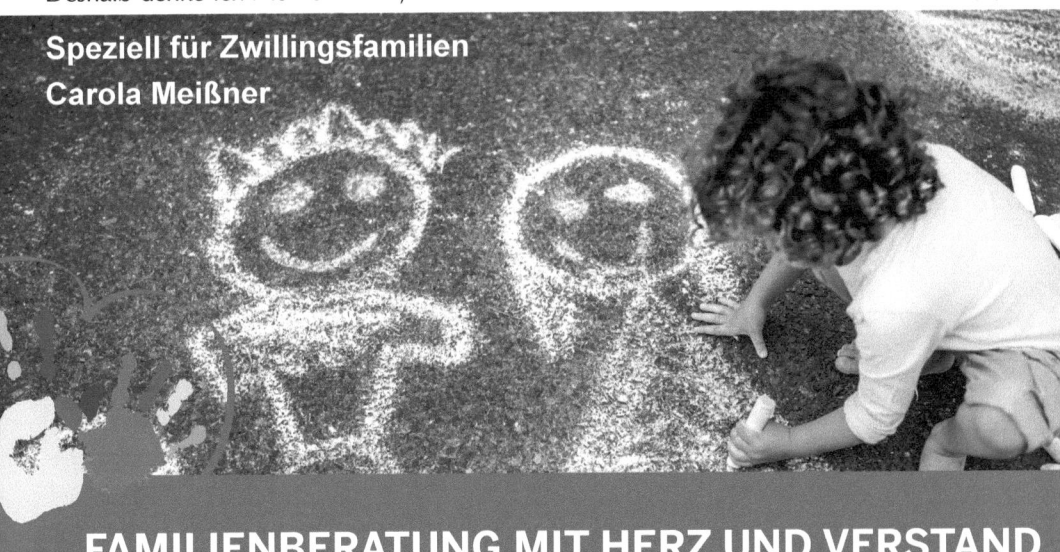

beziehungsweise ausgenutzt, dass sie ihm alle Arbeiten abgenommen hat. Er hat sich sogar die Schuhe von ihr binden lassen ...

Das war die beste Entscheidung, die wir je getroffen haben. Denn beide fühlen sich absolut wohl in ihren eigenen Klassen. Es ist zwar mehr Arbeit für mich, aber es lohnt sich. Eines Tages werden sie sicher zu ganz tollen Erwachsenen, die ihr spezielles Zwillingsband immer noch haben. (Stefanie H.)

Meiner Meinung nach hängt die Entscheidung komplett von den Zwillingen ab. Unsere Zwillinge besuchen eine gemeinsame Klasse. Vielleicht trennen wir sie eines Tages. Im Moment ist es so gut. (Marianne R.)

Wir haben eineiige Zwillingsjungen. Ich bin jetzt am überlegen, ob ihnen eine Trennung im Kindergarten gut tut. Bisher sind sie immer zusammen. (Petra S.)

Also, wir haben unsere zweieiigen Zwillingsmädchen immer zusammen gelassen, bis sie eines Tages selbst entschieden haben, dass es „genug" ist. Das war dann, als sie in die weiterführende Schule kamen. Beide besuchen das Gymnasium, jeder aber in einer anderen Klasse.

In ihrer Schule gibt es noch ein Zwillingspaar, das einen Tag jünger ist als meine Zwillinge. Die waren von Anfang an in der Schule getrennt. Mir war es lieber, dass sie das selbst entscheiden konnten. (Melanie M.)

Meine Zwillinge sind bereits im siebten Schuljahr und natürlich wieder zusammen. Da wir auf dem Dorf leben, hat es im Kindergarten und in der Grundschule auch nie so viele Möglichkeiten gegeben.

So sind sie halt den ganzen Vormittag in der Schule zusammen und nachmittags machen sie zusammen viel Sport. Sie sind eigentlich ohne Pause immer zusammen. Ich

sehe es positiv, aber die Mädchen fühlen sich manchmal schon so, als ob sie keine Einzelwesen wären. Sie stört es gewaltig, dass sie immer gefragt werden: „Und welche von beiden bist jetzt Du?" (Stephanie L.)

Ich habe entschieden, meine Zwillinge zusammen zu lassen. Ja, es ist eine Herzensentscheidung! (Caro D.)

Unsere Zwillinge (auch ein Pärchen) waren zusammen im Kindergarten. Das war in Ordnung, jeder hatte seine eigenen Freunde. Aber der Streit zu Hause war gewaltig. Ich ließ sie selbst entscheiden, ob sie weiterhin in einer Gruppe sein wollten, als sie in die Vorschulgruppe kamen. Meine Tochter wollte allein in eine Gruppe, ihr Zwillingsbruder wollte mit seiner Schwester zusammen bleiben. Nach einem Sommer voller Streit haben wir dann entschieden, die beiden zu trennen. Und es hat funktioniert. Jetzt ist auch zu Hause wieder mehr Ruhe eingekehrt. (Jessika B.)

*) aus einer Facebook-Chatrunde.

● ●

Jedes Zwillingspaar ist anders

Entscheidungen wie „Trennung in Kindergarten und Schule" sollten sich nach den Kindern richten. Erfahrungen von Eltern, Erziehern und Lehrern helfen dabei, die richtige Wahl zu treffen.

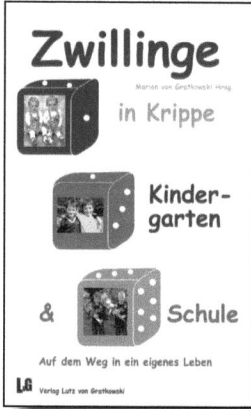

ISBN 978-3-927058-15-6
19,90 EUR
im Buchhandel und bei uns unter www.twins.de

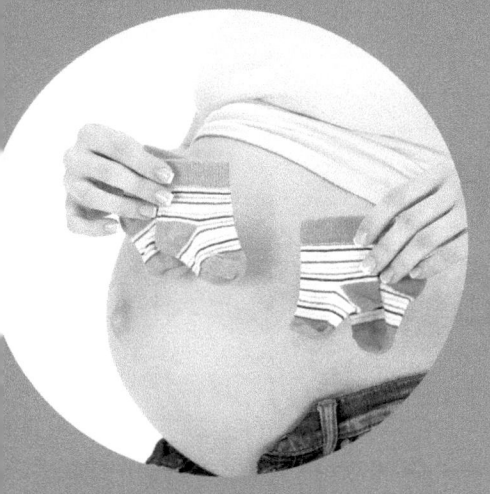

GEBURTSVORBEREITUNG FÜR ZWILLINGSSCHWANGERE
IN BERLIN

INHALT

- Wahl des Geburtsortes
- Erstausstattung
- Geburtsverlauf, Geburtspositionen
- Natürliche Geburt / Kaiserschnitt / BEL
- Informationen über Klinikroutinen
- Bindung vor und nach der Geburt
- Stillvorbereitung
- Die ersten Tage mit Zwillingen / Wochenbett
- Unterstützungsmöglichkeiten
- Frühchen
- Austausch und individuelle Fragen

PRAKTISCHE ÜBUNGEN

Atem- und Entspannungsübungen
Körperarbeit, Masssagen
Gedanken-/Geburtsreise
Schulung der Körperwahrnehmung

INFORMATIONEN

Wann:
**Nächster Termin:
06. und 07.10.2018**

Wo:
Stubenrauchstrasse 5
12161 Berlin

Wieviel:
Gesetzlichversicherte: keine*
Privatversicherte: 163,20 €
Partner: 120 € **

* Der Kostenanteil für Schwangere wird durch Teilnahmebestätigung direkt mit der Krankenkasse abgerechnet.
**Der Partneranteil wird von einigen Krankenkassen erstattet.

Wer:
Jana Friedrich (Hebamme)
Inga Sarrazin (Zwillingsmutter und Stillberaterin (AFS)

Wie:
jana@hebammenblog.de
inga.sarrazin@maternita.de

Was:
Versichertenkarte
gemütliche Kleidung
Partner

Stärkere Mütter - schwache Väter?

Die Geburt von Zwillingen kann eine harte Belastungsprobe für die Partnerschaft darstellen. Warum schmeißen manche Väter das Handtuch bei so viel Belastung? Sind Mütter die stärkeren?

Denke ich an meine eigene Zeit als junge Mutter zurück, ist mir eine Situation besonders im Gedächtnis geblieben. Ich hatte zu wenig Milch vorbereitet (stillen konnte ich meine frühgeborenen Zwillinge leider nicht mehr). Mein Mann fütterte den eigentlich genügsameren Constantin. Doch der war „beleidigt", weil ich - die Mutter - nicht genug Milch gemacht hatte. Und so verweigerte er die hastig nachgereichte zusätzliche Flasche. Er schrie.

„Hier, nimm **Deinen** Sohn!" sagte mein Mann völlig entnervt und drückte mir den unzufriedenen Säugling in den Arm. Na toll, bei Problemen sollte es *mein* Sohn sein? So einfach kann man es sich machen, wenn das Papasein nicht einfach ist ... Nun gut, ansonsten kann ich mich nicht beschweren.

Aber immer wieder schreiben auch andere Zwillingsmütter, dass sie sich mit Problemen allein und geradezu im Stich gelassen fühlen. Kann es sein, dass Mütter zur Krisenbewältigung (wie mein Mann damals behauptete „Mütter sind zum Muttersein geboren" ...) besser geeignet sind?

Für alle Leserinnen, die derzeit darüber grübeln müssen, weil die Zwillinge noch klein und mitunter auch anstrengend sind, weil die Väter tagsüber in der Arbeit sind und abends keine Lust mehr haben, sich einzubringen, habe ich ein paar statements aus unserem Buch „Zwillingsmütter berichten" rausgesucht, die an Aktualität nichts eingebüßt haben.

Die Beziehung zu meinem Mann hat sich schlagartig geändert. Ich wollte ihn immer in alles miteinbeziehen, aber er wollte nicht, das heißt, die ersten zwei Wochen schon. Ihm war diese ewige Wickelei, Fütterei, Hinlegerei zu blöde, zu stupide - wie er sagte. Und so begann unser Teufelskreis.

Er hat sich überhaupt nicht mehr um die Kinder gekümmert und ich mich um so mehr. Dann dauerte es auch nicht mehr lange, bis die Eifersucht dazu kam. „Du kümmerst Dich überhaupt nicht mehr um mich. Früher, da war das Essen pünktlich auf dem Tisch. Wie sieht denn heute eigentlich wieder der Haushalt aus, was machst du eigentlich den ganzen Tag? Liegst wohl bloß mit den Kindern faul im Bett oder bist bei Kaffeekränzchen ..."

Anfangs gab es Dauerstress, der uns Eltern oft gewaltig an die Nerven ging. Da mein Mann schichtarbeitet, musste ich sehr oft allein mit allem fertigwerden, vor allem auch nachts. Tagsüber half mein Mann mit im Haushalt, ging auch mal allein mit allen Kindern spazieren. Das waren die Stunden, in denen ich die meiste Kraft schöpfen konnte, in denen ich aber auch mal wichtige Arbeiten erledigen musste.

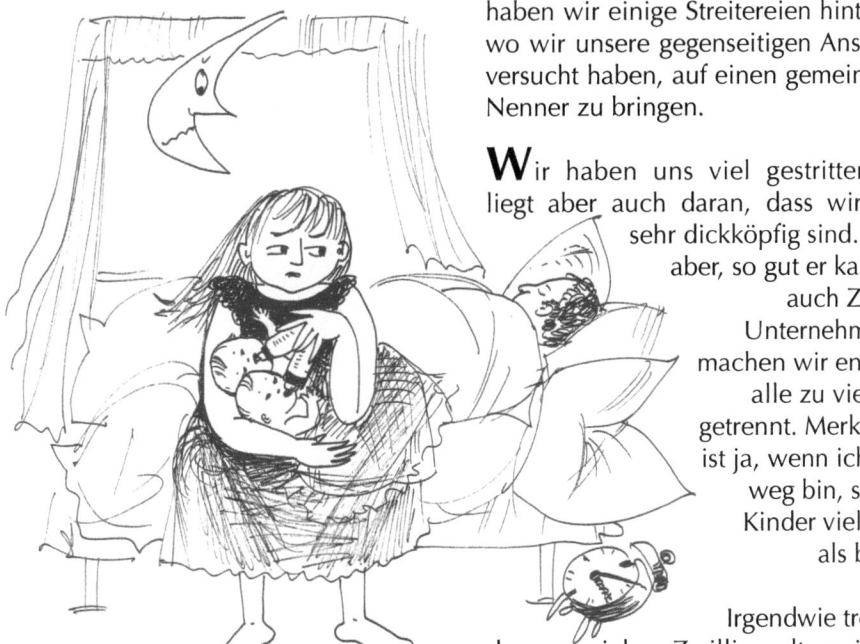

haben wir einige Streitereien hinter uns, wo wir unsere gegenseitigen Ansprüche versucht haben, auf einen gemeinsamen Nenner zu bringen.

Wir haben uns viel gestritten. Das liegt aber auch daran, dass wir beide sehr dickköpfig sind. Er hilft aber, so gut er kann und auch Zeit hat. Unternehmungen machen wir entweder alle zu viert oder getrennt. Merkwürdig ist ja, wenn ich allein weg bin, sind die Kinder viel braver als bei mir.

Irgendwie tröstlich, dass es vielen Zwillingseltern ähnlich ergeht. Die meisten haben sich dann doch wieder zusammengerauft und nach stürmischen Zeiten kommen auch wieder ruhigere Fahrwasser ...

Was man/frau tun kann, um mit dem Stress fertig zu werden - im kommenden Heft.

Wenn die Kinder ihren Mittagsschlaf hielten, ließ ich immer alles stehen und liegen und ruhte mich aus bzw. ging meinen Hobbys nach.

Wir sind nur noch Eltern, die die Bedürfnisse ihrer Kinder befriedigen. Abends fallen wir wie tot in unsere Betten, aber nicht zu laut, denn unsere Zwillinge schlafen ja auch im Schlafzimmer. Durch unsere wohnliche Situation gibt es ständig Reibereien zwischen den älteren Kindern und uns dann auch. Es kann nur noch besser werden ...

Ich habe meinen Mann oft nur als zusätzliche Belastung empfunden. Hatte ich die Kinder endlich quitt abends, habe ich nur an mich gedacht. Endlich Ruhe, jetzt baden und dann ins Bett. Keinen Gedanken habe ich daran verschwendet, was mein Mann denn so vorhat. Ich wollte einfach in Ruhe gelassen werden. Mittlerweile

Gute Vorbereitung für Väter

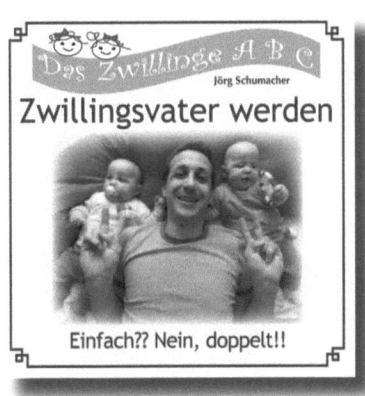

Wie ändert sich das Leben? Väter erzählen aus ihrem Alltag. Im Buchhandel und bei www.twins.de

Gute Schulranzen schonen den Rücken

Nicht nur die flotte Optik sollte beim Schulranzenkauf den Ausschlag geben. Es kommt auf eine gute Ergonomie und Funktionalität an. Bei Zwillingen - ganz klar - spielt immer auch eine Rolle, dass sich die Schulranzen unterscheiden müssen, damit nichts durcheinander kommt.

Mit der Einschulung wird der Schulranzen zum täglichen Begleiter Ihrer Zwillinge. Bei der Auswahl sollte deshalb nicht nur das Design im Vordergrund stehen, sondern auch Wert auf ergonomische Produkteigenschaften gelegt werden.

Außerdem ist es wichtig zu wissen: Die sogenannte 10-Prozent-Regel, nach der ein bepackter Ranzen nicht mehr als 10 Prozent des Gewichtes des Kindes wiegen darf, gilt als überholt.

Worauf es bei einem rückengerechten Schulranzen wirklich ankommt, weiß die Aktion Gesunder Rücken (AGR) e. V.

Hier die Checkliste dazu:

Wer bei der Wahl des passenden Schulranzens nichts falsch machen möchte, sollte sich an qualifizierten Expertenmeinungen orientieren. Ein seriöses Qualitätsmerkmal für ergonomische Produkte ist das AGR-Gütesiegel „Geprüft & empfohlen", das ausschließlich an Alltagsgegenstände verliehen wird, die die strengen Prüfkriterien einer Expertenkommission erfüllen. Im Bereich Schulranzen sind zum Beispiel alle Produkte der Marke „Step by Step" AGR-zertifiziert und erfüllen damit folgende Anforderungen:

- **Gewicht.** Kinderrücken sind individuell, daher hat die 10-Prozent-Regel ihre Gültigkeit verloren. Orientierung bietet eine neue Faustregel: Ein Ranzen mit einem Volumen von 15 Litern sollte leer nicht mehr wiegen als 1,3 Kilogramm. Für eine rückenschonende Gewichtsverteilung sollten schwere Gegenstände in einem Fach nah an der Wirbelsäule verstaut werden.

- **Rückenkonstruktion:** Entscheidend ist eine stabile Form des Ranzens, die sich der natürlichen Form der Wirbelsäule anpasst. Eine atmungsaktive und rutschfeste Polsterung mit seitlicher Führung sorgt außerdem für einen optimalen, mittigen Sitz des Ranzens, der die Wirbelsäule entlastet.

- **Polsterung und Form.** Um die Schultern der Kinder nicht unnötig zu belasten, ist eine komfortable Polsterung der Schulterträger sowie deren ergonomische Formung und Mindestbreite von 4 Zentimeter entscheidend. Durch die Verstellbarkeit der Schulterträger muss eine nahe Platzierung des Schulranzens an den Schulterblättern ermöglicht werden.

- **Brustgurt.** Mit Hilfe eines Brustgurts kann der Ranzen zusätzlich am Körper fixiert und das Gewicht dadurch ideal verteilt werden. Ein komfortabler Tragegriff rundet die Ergonomie des Ranzens ab.

- **Probetragen.** Neben all den ergonomischen Anforderungen ist es entscheidend, dass der Schulranzen zum Rücken passt. Deswegen sollte ein Ranzen unbedingt individuell angepasst und probegetragen werden. Zudem sollten Eltern gemeinsam mit den Kindern regelmäßig den Inhalt des Ranzens überprüfen und Unnötiges aussortieren. Das spart Gewicht und schont den Rücken.

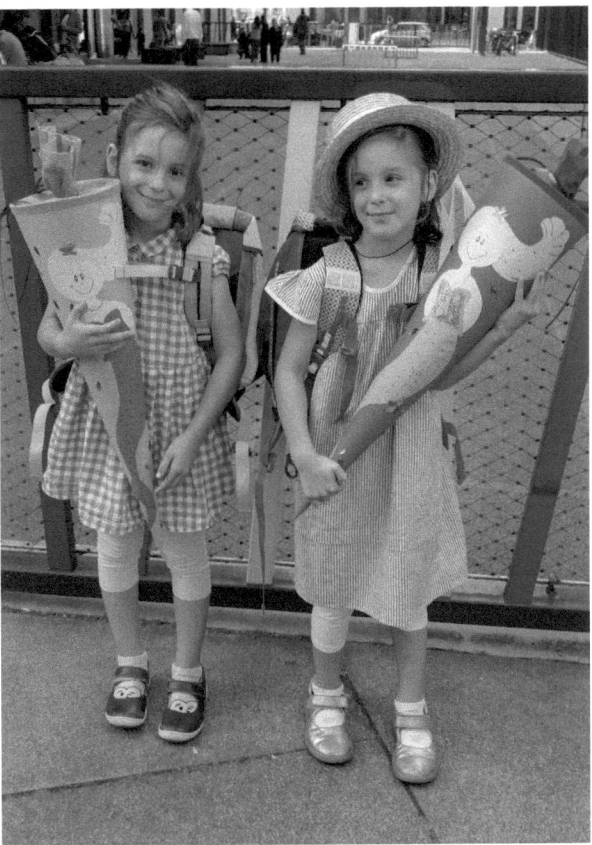

- **Schulrucksäcke.** Größere Schulkinder werden lieber einen Rucksack für ihre Schulsachen verwenden. Rückengerechte Schulrucksäcke müssen grundsätzlich die gleichen Kriterien erfüllen wie Schulranzen. Zusätzlich ist es wichtig, dass die Rückenlänge anpassbar ist, ebenso wie ein Tunnelzug mit Kompressionseffekt für die körpernahe Platzierung des Gewichtes und ein verstärkter Boden für einen sicheren Stand. Aber auch für Grundschüler gibt es Rucksäcke, die diesen Anfoderungen entsprechen. Für die Grundschule wurde der Schulrucksack 2IN1 von Step by Step mit dem AGR-Gütesiegel ausgezeichnet. Kindern ab der 3. Klasse bietet der

Enna (links) und Mina aus Hamburg sind letztes Jahr in die Schule gekommen. Den eineiigen Mädchen waren vor allem auch unterschiedliche Farben wichtig.

EvverClevver2 von coocazoo rückenfreundlichen Komfort mit Gütesiegel.

Alle Anforderungen an Schulranzen und -rucksäcke sowie eine Liste der von der AGR zertifizierten Modelle finden Sie auch unter

www.agr-ev.de/schulranzen

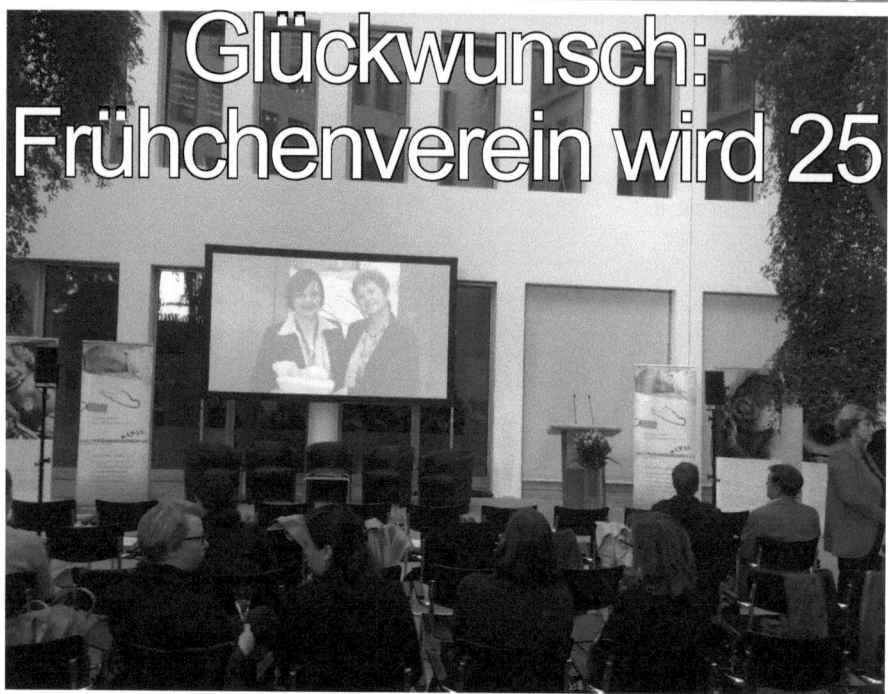

Dem Frühchenverein mit Sitz in Frankfurt am Main bin ich immer ein biss-chen voraus - denn meine eigenen Frühchen wurden vor 34 Jahren gebo-ren. Damals gab es keine Unterstützung für sorgenvolle Eltern. Und nichts hätte ich mir sehnlicher gewünscht. Jetzt feierte der Verein „Das frühgebo-rene Kind e.V." sein 25jähriges Jubiläum in Berlin im Bundespressehaus und ich war dabei.

Als gebürtige Berlinerin gibt es für mich kein Halten, wenn sich die Gelegenheit bietet, meine Heimatstadt zu besuchen. Dazu muss man wissen, dass ich nur zufällig in Berlin geboren wurde, denn auch ich bin ein Frühchen (zwei/drei Wochen). Ich wurde am Beerdigungstag meines Großvaters, der sehr plötzlich verstorben war, geboren.

Einmal Berliner, immer Berliner ...

Komisch, immer wenn ich in Berlin bin, fühle ich mich den Menschen dort sehr verbunden und auch dem Ort ... obwohl

das Regierungsviertel und dieses Bun-despressehaus schon ziemlich respekt-einflößend sind. Dort also fand die Fei-er des Vereins „Das frühgeborene Kind e.V." statt.
Es gab leckere Häppchen, Saft und Sekt zum Stehempfang und viele interes-sante Gespräche, denn in Berlin hatten sich nicht nur die Vereinsoberen (zum Beispiel Barbara Mitschdörfer, die Vor-sitzende des Vereins) versammelt, son-dern auch Fachleute aus dem Bereich rund um Frühgeborene (zum Beispiel Dr. Porz, Gründungsmitglied), auch Eltern von Frühgeborenen, wie zum Beispiel

der bekannte Krimiautor Sebastian Fitzek und auch ein echtes Frühchen, der Sohn der Vereinsvorsitzenden, waren dabei.

Nach Sekt und Selters gab es einige interessante Fachvorträge - auch zum Thema, wie sehr sich die Situation für Frühchen - zwischen damals und heute - verändert hat. Natürlich hat die Medizin enorme Fortschritte gemacht, aber auch das so wichtige Umfeld für Betroffene hat sich verändert. Zum Guten - denn dafür ist der Verein angetreten: den Frühchen und deren Eltern eine Stimme zu geben.

Wer sich über den Verein und dessen zahlreiche Aktivitäten informieren möchte, ist hier richtig:

www.fruehgeborene.de

Welche Projekte verfolgt der Verein aktuell? Da werden Bücher, Foto-Dokumentation und Multimediamittel erstellt, es gibt Arbeitskreise oder Petitionen zu bestimmten Themen und natürlich die Beratung betroffener Eltern.

Es werden Schulungen für Kitas angeboten, Therapiewochenenden veranstaltet, auch Nachuntersuchungsprojekte angestoßen und vieles mehr.

Und was mir persönlich besonders gut gefallen hat, ist, dass die Fürsorge nicht mit dem Babyalter endet, sondern auch für Betroffene im Schulkindalter und darüber hinaus etwas getan wird. Zum Beispiel mit dem ausgezeichneten Buch zum Thema „Frühgeborene & Schule", das der Landesverband Rheinland-Pfalz zusammen mit dem Landesverband Baden-Württemberg und dem Bundesverband herausgebracht hat. Mehr über dieses Buch im Kasten - rechts.

Wir Zwillingseltern gratulieren ganz herzlich zum Jubiläum und hoffen, dass diese so erfolgreiche Arbeit noch viele Jahre fortgesetzt wird. (MvG)

Buchtipps für Frühchen

Auch auf der Jubiläumsveranstaltung gab es einen Büchertisch, denn der Verband hat auf seiner Homepage auch einen Büchershop angeschlossen. Leider fehlte unser Buch in Berlin. Es ist aber noch erhältlich - beim Frühchenverein, bei uns www.twins.de und im Buchhandel.

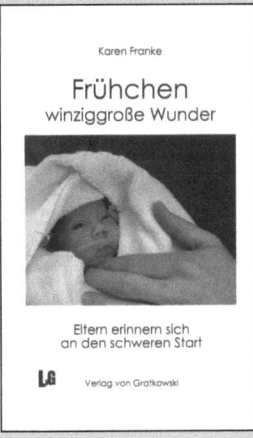

Karen Franke

Frühchen
winziggroße Wunder

Eltern erinnern sich
an den schweren Start

LG   Verlag von Gratkowski

Frühchen - winzig große Wunder, Karen Franke, Verlag von Gratkowski, 14,90 €. Hier berichten Eltern, wie sie mit dem schwierigen Start ihrer Kinder umgegangen sind.

Frühgeborene und Schule - Ermutigt oder ausgebremst? Erfahrungen, Hilfen, Tipps - gegen Porto beim Verband. Ein Projekt des Landesverbandes „Früh- und Risikogeborene Kinder Rheinland-Pfalz" e. V. (Hrsg.) in Kooperation mit

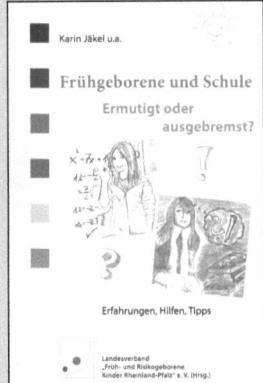

Karin Jäkel u.a.

Frühgeborene und Schule

Ermutigt oder
ausgebremst?

Erfahrungen, Hilfen, Tipps

Landesverband
„Früh- und Risikogeborene
Kinder Rheinland-Pfalz" e. V. (Hrsg.)

dem Bundesverband „Das frühgeborene Kind" e.V. und dem Landesverband „Früh- und Risikogeborene Kinder Baden-Württemberg.

Rauchen macht nicht schön, sondern anders

In England hat eine Studie erwiesen, wie stark das Rauchen sich auf das Aussehen auswirkt. Verglichen wurden eineiige Zwillinge, von denen einer ein Raucher, der andere Nichtraucher war.

Eine Studie in Großbritannien hat sich damit befasst, wie sich das Rauchen auf die Gesichtszüge auswirkt. Und was passt da besser, als erwachsene Zwillinge zu untersuchen, bei denen einer raucht und der andere nicht. Ach ja, eineiig sollten sie auch noch sein. Die Ergebnisse wurden im Dezember 2017 in „Royal Society Open Science" veröffentlicht.

Bei der Studie wurde den Teilnehmern Fotos von eineiigen Zwillingen präsentiert. Bei den Zwillingen war immer einer Raucher, der oder die andere Nichtraucher (seit mindestens fünf Jahren). Die Wissenschaftler wollten herausfinden, ob allein das Rauchen zu Veränderungen der Gesichtszüge führen könnte und wie sich das Rauchen damit auch auf die Attraktivität einer Person auswirken könnte. Also wurden die Teilnehmer der Untersuchung gefragt, ob sie einschätzen könnten, welcher der beiden Zwillinge der Raucher wäre. Und man legte ihnen ein anderes Set an Fotos vor, auf dem sie denjenigen bestimmen sollten, der ihnen attraktiver erschien.

Die Studie ergab, dass die Teilnehmer eindeutig bestimmen konnten, wer im jeweiligen Zwillingspaar der Raucher war. Und zwar unabhängig davon, ob die Studienteilnehmer weiblich oder männlich waren.

Das andere Ergebnis der Studie war, dass die nichtrauchenden Zwillinge durchweg als attraktiver empfunden wurden als ihre rauchenden Zwillingsgeschwister. Auch hier stimmten die Ergebnisse der Studienteilnehmer überein - egal, ob es männliche oder weibliche Probanden waren. Mit anderen Worten: Rauchern sieht man das Rauchen an.

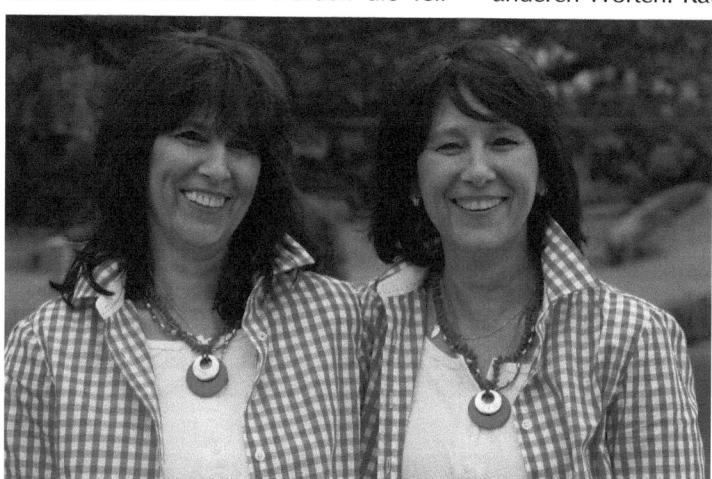

Raucht eine der beiden Damen? Das wissen wir nicht. Aber beide haben am österreichischen Zwillingstreffen von Max Strafinger teilgenommen. Mehr dazu unter:
www.zwillings-treffen.at

Alle Ausgaben von ZWILLINGE – *das Magazin*

Folgende Ausgaben unserer neuen Zeitschrift sind jederzeit & immer zu haben unter www.twins.de und auf allen gängigen Internet-Buchbestell-Portalen. Als Buch für 9,90 €, als E-Book für nur 7,99 € (nur bis Ausgabe 17). Von Ausgabe 01 bis inklusive Ausgabe 20 wurde das Magazin unter dem Titel: „Das neue ZWILLINGE Magazin" veröffentlicht. Danach haben wir die Zeitschrift umbenannt, damit sie im Internet besser gefunden wird.

- Das neue ZWILLINGE Magazin - Ausgabe 01: ISBN 978-3-927058-22-4 (print 9,90 €)
- Das neue ZWILLINGE Magazin - Ausgabe 02: ISBN 978-3-927058-25-5 (print 9,90 €)
- Das neue ZWILLINGE Magazin - Ausgabe 03: ausverkauft
- Das neue ZWILLINGE Magazin - Ausgabe 04: ausverkauft
- Das neue ZWILLINGE Magazin - Ausgabe 05: ISBN 978-3-927058-36-1 (print 9,90 €)
- Das neue ZWILLINGE Magazin - Ausgabe 06: ISBN 978-3-927058-53-8 (print 9,90 €)
- Das neue ZWILLINGE Magazin - Ausgabe 07: ISBN 978-3-927058-60-6 (print 9,90 €)
- Das neue ZWILLINGE Magazin - Ausgabe 08: ISBN 978-3-927058-65-1 (print 9,90 €)
- Das neue ZWILLINGE Magazin - Ausgabe 09: ISBN 978-3-927058-67-5 (print 9,90 €)
- Das neue ZWILLINGE Magazin - Ausgabe 10: ISBN 978-3-927058-73-6 (print 9,90 €)
- Das neue ZWILLINGE Magazin - Ausgabe 11: ISBN 978-3-927058-79-8 (print 9,90 €)
- Das neue ZWILLINGE Magazin - Ausgabe 12: ausverkauft
- Das neue ZWILLINGE Magazin - Ausgabe 13: ISBN 978-3-927058-84-2 (print 9,90 €)
- Das neue ZWILLINGE Magazin - Ausgabe 14: ISBN 978-3-927058-90-4 (print 9,90 €)
- Das neue ZWILLINGE Magazin - Ausgabe 15: ISBN 978-3-927058-93-4 (print 9,90 €)
- Das neue ZWILLINGE Magazin - Ausgabe 16: ISBN 978-3-927058-95-8 (print 9,90 €)
- Das neue ZWILLINGE Magazin - Ausgabe 17: ISBN 978-3-927058-97-2 (print 9,90 €)
- Das neue ZWILLINGE Magazin - Nr. 18: ISBN 978-3-927058-99-6 (nur print - 7,99 €)
- Das neue ZWILLINGE Magazin - Nr. 19: ISBN 978-3-927058-39-2 (nur print - 7,99 €)
- Das neue ZWILLINGE Magazin - Nr. 20: ISBN 978-3-927058-43-9 (nur print - 7,99 €)
- ZWILLINGE - DAS MAGAZIN - Nr. 21: ISBN 978-3-927058-46-0 (nur print - 7,99 €)
- ZWILLINGE - DAS MAGAZIN - Nr. 22: ISBN 978-3-743141-65-0 (nur print - 7,99 €)
- ZWILLINGE - DAS MAGAZIN - Nr. 23 nicht erschienen
- ZWILLINGE - DAS MAGAZIN - Nr. 24 ISBN 978-3-7431-6633-2 (print 7,99 €)
- ZWILLINGE - DAS MAGAZIN - Nr. 25 ISBN 978-3-7431-7302-6 (print - 7,99 €)
- ZWILLINGE - DAS MAGAZIN - Nr. 26 ISBN 978-3-7448-1375-4 (print - 7,99 €)
- ZWILLINGE - DAS MAGAZIN - Nr. 27 ISBN 978-3-7448-6986-7 (print - 7,99 €)
- ZWILLINGE - DAS MAGAZIN - Nr. 28 ISBN 978-3-7448-9922-2 (print - 7,99 €)
- ZWILLINGE - DAS MAGAZIN - Nr. 29 ISBN 978-3-7460-1535-4 (print - 7,99 €)
- ZWILLINGE - DAS MAGAZIN - Nr. 30, ISBN 978-3-7460-6536-6 (Print - 7,99 €)
- ZWILLINGE - DAS MAGAZIN - Nr. 31, ISBN 978-3-7460-7517-4 (Print - 7,99 €)
- ZWILLINGE - DAS MAGAZIN - Nr. 32, ISBN 978-3-7528-5015-4 (Print - 7,99 €)

**Jedes Magazin (Buch) im Internet oder über www.twins.de
Ausgaben 01 - 17 und ab Ausgabe 24 auch wieder als E-Book auf
Amazon & anderen Portalen für 5,99 €.**

**Nächste Ausgabe: ZWILLINGE - DAS MAGAZIN -
Ausgabe 34 = Sept./Okt. 2018 voraussichtlich ab 24. Sept. 2018*)**

*) da das Heft bei Books on Demand produziert wird, können wir keinen definitiven Termin für das Erscheinen angeben, da wir auf die Produktionszeiten von BoD keinerlei Einfluss haben.

Themenparks, Affen-gehege & Pool

Jahrelang reiste Dorothea mit Mann und Kindern (darunter Zwillinge) nach Italien oder Kontrastprogramm: in den Bayerischen Wald. Diesmal wurde zu Pfingsten ein neues Urlaubsziel ausprobiert: Frankreich. Zwillingsmutter Dorothea kann das Elsaß nur empfehlen.

Jahre, jahrzehntelang waren der Bayerische Wald und Italien unsere bevorzugten Reiseziele. Dieses Jahr fuhren wir zum ersten Mal mit unseren vier Kindern nach Frankreich. Da wir in den Pfingstferien nur eine Woche Zeit hatten, entschieden wir uns für das von München aus nahegelegene Elsaß.

Gîte de France - eine Liste perfekter Urlaubsdomizile.

Nach einer reibungslosen Anreise - im Gegensatz zu unseren Italienreisen gab es keinen einzigen Stau - und einem 20-minütigen kurvenreichen Endspurt kamen wir in einem von Frankreichs größten Dörfern, Labaroche, an. Dort hatten wir eine idyllisch gelegene Ferienwohnung mit drei Schlafzimmern gemietet, welche das Gütesiegel „Gîte de France" trägt. Wer in Frankreich nach Ferienwohnungen mit einem gewissen Qualitätsstandard sucht, ist immer gut beraten, nach einer Unterkunft Ausschau zu halten, die nach „Gîte de France"-Kriterien bewertet wurde. (im Internet zu finden unter www.gites.fr).
Nachdem sich unsere dreijährigen Zwillinge zu Beginn des Urlaubs immer noch beklagt hatten, dass sie doch nun in den „richtigen" Urlaub (Italien) wollten, arrangierten sie sich schnell mit den französischen Gegebenheiten.

Am ersten Urlaubstag besuchten wir den Themenpark „Le Parc du Petit Prince". Dank des Kaufs einer Familienkarte und des Glücks, dass unsere Söhne um einen Zentimeter unter der zahlungspflichtigen 1-Meter-Grenze lagen, konnten wir uns nach Herzenslust für 64 Euro in diesem Freizeitpark austoben. Es gab für wirklich jede Altersgruppe zahlreiche Attraktionen.
Ich fand es sehr beeindruckend, welch unterschiedliche Vorlieben unsere Jungs, wiewohl sie altersmäßig nur 11 Minuten voneinander trennen, an den Tag legten. Während unser vorsichtiger Korbinian mit großer Freude immer und immer wieder die verschiedenen Hubschrauber- und Flugzeugmodelle des Kinderkarussells bestieg, war unser wilder Vinzenz schon nach einer Runde auf selbigem sichtlich gelangweilt und drängte uns, wieder zu den actionreicheren Fahrgeschäften zu gehen, um die Korbi einen großen Bogen machte. Wie gut, dass wir als Eltern zu zweit waren. So konnten wir uns immer wieder aufteilen.

Action gibt's nur mit Papa ...

Das Actionteam, bestehend aus dem Papa, der achtjährigen Tochter Franziska und Vinzenz eroberte unter anderem die Wildwasserbahn, das 3-D-U-Bootschießen und die Schlangenachterbahn, während sich das ru-

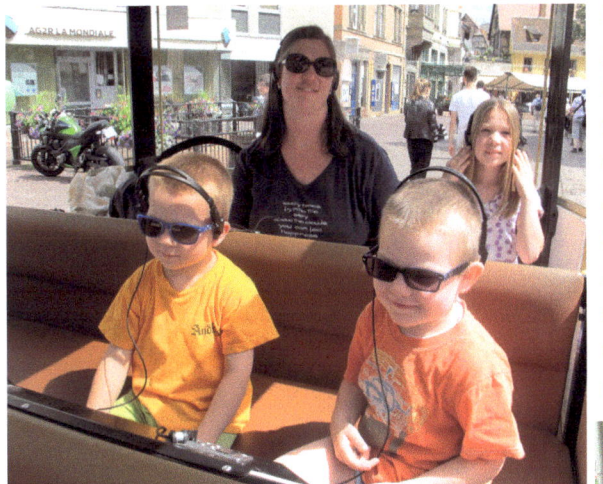

Kleine Züge - große Freude. Korbinian (links) und Vinzenz lieben es, mit kleinen Zügen zu fahren. Hier gibt's bei der Sightseeingtour auch gleich noch eine Erklärung über Kopfhörer.

Hubschrauber „fahren" macht Spaß ... Hubschrauber „fahren" ist langweilig - die Zwillinge sind da ganz verschiedener Ansicht.

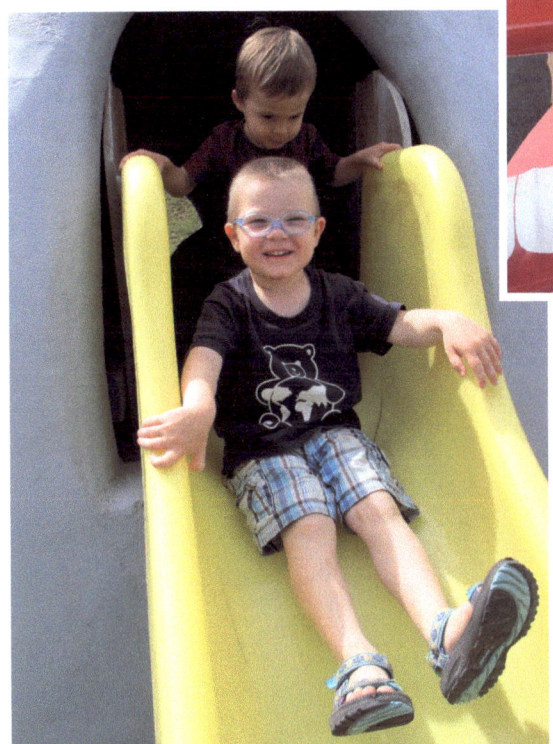

Vinzenz traut sich zu rutschen. Er ist der kleine Drauf-gänger im Fami-lienteam. Später wird er sich auch gleich an die Affen trauen. Zwillings-bruder Korbinian ist vorsichtiger und wartet lieber ab.

higere Team in Form meiner Person, unserer 14-jährigen Tochter Katharina und Korbinian am Kinderkarussel, Trampolinspringen und Schafestreicheln erfreute.

Ganz in der Nähe dieses Freizeitparks gibt es noch einen weiteren, dem die dort (für das Elsaß typischen) Störche ihren Namen gegeben haben. Es ist das Cigoland in Kintzheim.

Das Elsaß bietet auch malerische Städte wie Straßbourg und Colmar.

Sehr sehenswert sind im Elsaß natürlich auch Straßburg und Colmar, das mit seinem Klein-Venedig, in dem auch für Kinder reizvolle Gondelfahrten angeboten werden, das italienische Pendant in vielen Punkten sogar übertreffen kann.

Für unsere Zwillingssöhne besteht ein großes Urlaubsvergnügen stets im Fahren von kleinen Zügen. Mit dem „Petit train", der die Hauptsehenswürdigkeiten von Colmar mit Hilfe von Audio-Guides in den unterschiedlichsten Sprachen Kindern und Erwachsenen näher bringt, wurden ihre Erwartungen an den Urlaub voll erfüllt.

Einen „petit train" hat seit diesem Sommer auch einer der ältesten Zoos Frankreichs in Mulhouse eingeführt, der in diesem Jahr sein 150-jähriges Bestehen feiert. Neben zahlreichen Tieren, die für Kinder näher und besser (wie die Eisbären oder auch die Tiger) als zum Beispiel im Münchner Tierpark Hellabrunn zu bewundern sind, kommt hier auch jeder Pflanzenfreund auf seine Kosten. Ist doch ein großer botanischer Garten in dem Tierpark von Mulhouse integriert.

Wer von Tieren noch nicht genug hat, findet im Elsaß noch eine weitere tierische Attraktion, den sogenannten Affenberg, „la montagne des singes", in Kintzheim. Hier hat man die Möglichkeit, Berberaffen ganz hautnah zu begegnen. Nach einer kurzen Einweisung der Kassiererin (Affen auf keinen Fall streicheln, das Popcorn immer mit der ausgestreckten Hand den Affen anbieten, um den 1-Meter-Sicherheitsabstand zu wahren, nicht schreien und nicht herumrennen - ein schwieriges Unterfangen bei unseren Söhnen ...) begaben wir uns in den eingezäunten Park.

Auch hier zeigte sich Vinzenz ausgesprochen mutig und reichte sofort sein Popcorn dem ersten Affen, dem er begegnete und

Nicht ganz leicht, ein Ferienvergnügen zu finden, das allen Kindern gleich viel Spaß macht. Wobei es hier nur so aussieht, als ob Korbinian lieber in Italien wäre ... (er ist gerade aufgewacht ...)

der das Popcorn auch sofort mit Begeisterung aus seiner Hand nahm, während Korbinian sein Popcorn sogleich seinem Bruder schenkte und die Affen nur aus sicherer Entfernung beobachtete.

Im Urlaub unbedingt angesagt: ein Schwimmbadbesuch.

Da für unsere Kinder in jedem Urlaub mindestens ein Schwimmbadbesuch obligatorisch ist, entschieden wir uns am vorletzten Tag, nach Kaysersberg zu fahren, wo wir nach dem Kauf eines völlig überteuerten Käses (wir mussten für 600 Gramm, die von einem Riesenkäselaib abgeschnitten wurden und daher sogar recht mickrig erschienen, stolze 38 Euro bezahlen) und der Besichtigung des pittoresken Dorfes - es wurde im letzten Jahr zum „village le plus préféré des Français" gewählt, die Besonderheiten eines französischen Hallenbades erfahren durften. So gab es doch tatsächlich aus Hygienegründen ein Verbot für das Tragen von weiten Badeshorts. So musste mein Mann dann, zur großen Erheiterung unserer Kinder, nachdem ihm keine der Leihbadehosen passte, eine kurze, enge Badehose im Schwimmbad erwerben.

Begegnung mit Affen - die zweite*)

Begeistert waren wir auch von einem Ausflug auf die Haut-Koenigsbourg, die nicht nur für ritterbegeisterte Jungs eine große Attraktion darstellt.
Und auch kulinarisch konnte das Elsaß mit Italien mehr als mithalten. Sollte es zum Abendessen mal schnell gehen, boten die gigantisch großen französischen Supermärkte eine Vielzahl an verschiedenen, für das Elsaß typischen Flammkuchen an. Diese muss man nur noch im Ofen oder auch auf dem Grill kurz aufbacken, sozusagen die französische Pizzavariante.

Und als Süßspeisen lernten alle unsere Kinder sowohl die berühmten Bretzels de Colmar als auch den Kugelhopf kennen und lieben.
Insgesamt halte ich das Elsaß für eine Region, die vielfältigen Urlaubsspaß bietet und den Eltern nach einem erlebnisreichen Tag im Zoo, in Freizeitparks, in Städten, bei Wanderungen oder auch nach dem Schwimmen die Chance gibt, einer der in dieser Gegend zahlreich angebauten Weine zu verkosten und den Tag auf diese Weise entspannt ausklingen zu lassen. (Dorothea F.)

*) Schon einmal hatten die Zwillinge Vinzenz und Korbinian eine Begegnung mit Affen ... damals wurde ein Schnuller geklaut. Diesmal blieb es beim Popcorn, das allerdings ganz für die Affen bestimmt war.

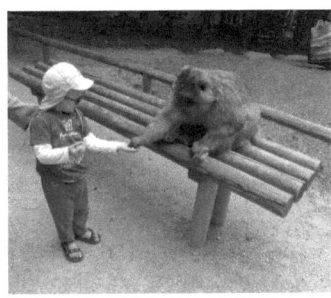

Wenn Brei & Windeln auf Reisen gehen

Der Spezialist für Ferienwohnungen, das Portal FeWo-direkt, hat sich die Mühe gemacht, Preise für Babyprodukte europaweit zu vergleichen. Wann lohnt es sich also, Windeln, Brei und andere Babyprodukte aus Deutschland mit in den Urlaub zu nehmen? Hier das Ergebnis.

Sollen Eltern die zu Hause bewährten Windeln, Babykostgläschen und Nuckel auf Vorrat mit ins Reisegepäck nehmen oder auf Alternativen im Reiseland setzen? Ein Sommerurlaub mit Babys = Zwillingen kann nicht nur dank zusätzlichen Gepäcks zur logistischen Meisterleistung werden, sondern auch das Reisebudget stark belasten. Denn die Preise für Windeln, Schnuller und Babybrei unterscheiden sich in beliebten Urlaubsreisezielen bisweilen von denen hierzulande. FeWo-direkt®, seit 20 Jahren Experte für Ferienhausurlaub, weiß, wo es sich lohnt, das Baby-Rundum-sorglos-Paket besser im Gepäck zu haben oder vor Ort einzukaufen.

Deutschland (Ausgangspreis 50 Euro):
Wer in der Heimat urlaubt, kennt sich mit den Preisen aus: So werden für einen zweiwöchigen Familienurlaub mit einem sechs bis neun Monate alten Baby für Windeln, Schnuller und Babybrei im Schnitt 50 Euro fällig. Bei Zwillingen kann man ruhig mit dem Doppelten rechnen. Welcher Betrag im Ausland für die gleichen Produkte gezahlt werden muss und ob Familien mit einem Preisaufschlag rechnen müssen, zeigt die Übersicht von die FeWo-direkt.

Dänemark, + 124 Prozent (111 Euro):
In Dänemark schlagen besonders die Breigläschen kräftig zu Buche und kosten im Durchschnitt fast das Dreifache im Vergleich zu Deutschland. Besonders die gewohnten Markenprodukte sind teuer. Also heißt es, alternativ den Stabmixer einpacken und die tägliche Kost für die Kleinen frisch vor Ort zubereiten. Der Einkauf von Obst und Gemüse in Bioqualität ist in Dänemark sehr einfach - das skandinavische Land ist in Europa führend in Sachen Biolebensmittel.

Spanien, + 80 Prozent (90 Euro):
Für den Familienurlaub in Spanien gilt ebenso: Preise abwägen und Platz im Koffer einplanen. Windeln sind leicht und polstern Zwischenräume im Gepäck gut aus - so lassen sich durchschnittlich 14 Euro in der Reisekasse sparen. Auch die unentbehrlichen Extraschnuller sollten auf der Urlaubseinkaufsliste zu Hause stehen, ist der für einen zweiwöchigen Familienurlaub benötigte Vorrat von vier (Ersatz-)Schnullern in Deutschland doch um zwei Euro günstiger und verbraucht zudem nur ganz wenig Platz im Koffer. Bei Zwillingen tun es vielleicht 6 Ersatzschnuller - es werden ja nicht immer gleich beide den geliebten Nuckel verlieren.

Schweiz, + 73 Prozent (86 Euro):
Einkaufen in der Schweiz ist eher teuer - das haben sich die meisten Urlauber schon ge-

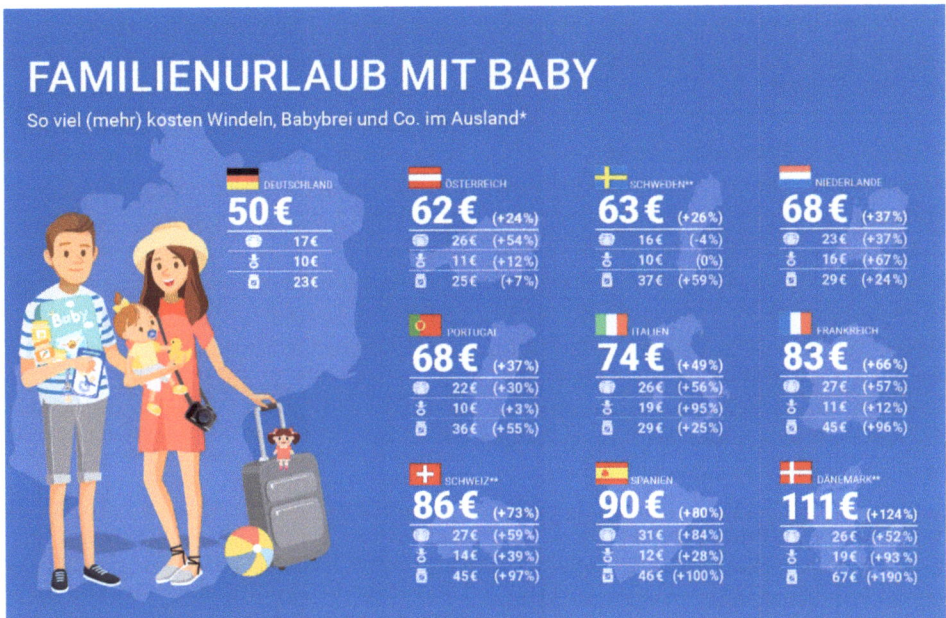

FAMILIENURLAUB MIT BABY

So viel (mehr) kosten Windeln, Babybrei und Co. im Ausland*

	DEUTSCHLAND		ÖSTERREICH		SCHWEDEN**		NIEDERLANDE
	50 €		**62 €** (+24%)		**63 €** (+26%)		**68 €** (+37%)
	17€		26€ (+54%)		16€ (-4%)		23€ (+37%)
	10€		11€ (+12%)		10€ (0%)		16€ (+67%)
	23€		25€ (+7%)		37€ (+59%)		29€ (+24%)

	PORTUGAL		ITALIEN		FRANKREICH
	68 € (+37%)		**74 €** (+49%)		**83 €** (+66%)
	22€ (+30%)		26€ (+56%)		27€ (+57%)
	10€ (+3%)		19€ (+95%)		11€ (+12%)
	36€ (+55%)		29€ (+25%)		45€ (+96%)

	SCHWEIZ**		SPANIEN		DÄNEMARK**
	86 € (+73%)		**90 €** (+80%)		**111 €** (+124%)
	27€ (+59%)		31€ (+84%)		26€ (+52%)
	14€ (+39%)		12€ (+28%)		19€ (+93%)
	45€ (+97%)		46€ (+100%)		67€ (+190%)

*Im Verhältnis zu den errechneten Durchschnittskosten für einen zweiwöchigen Paketpreis bestehend aus Windeln, Babybreigläschen und Schnuller in Deutschland. Alle Preisangaben basieren auf errechneten Durchschnittskosten unterschiedlicher Marken für Windeln, Babybreigläschen und Schnuller in drei Beispielmärkten sowie dem Verbrauch eines Kindes im Alter von sechs bis neun Monaten während eines zweiwöchigen Urlaubs. Alle Preisangaben sind gerundet.
**Wechselkurs vom 18.05.2018

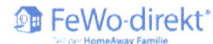

FeWo·direkt®
Teil der HomeAway Familie

dacht. Deshalb: Am besten alles Nötige für die Babys im Kofferraum mitnehmen, denn hier wird im Vergleich zur Heimat durchschnittlich das Doppelte für Breigläschen verlangt. Auch bei Windeln können Eltern im Schnitt ganze zehn Euro sparen, wenn diese vor Abreise in Deutschland gekauft werden. Insgesamt zählt die Schweiz zu den eher teuren Urlaubsländern - auch, was das Essengehen im Restaurant anbelangt. Dafür aber empfiehlt das Ferienwohnungsportal eine Menge attraktiver Ferienwohnungen, wo sich Familien selbst verpflegen können.

Frankreich, + 66 Prozent (83 Euro):
In Frankreich sieht es nicht viel besser aus. Eltern müssen hier besonders für Babynahrung ordentlich in die Tasche greifen und zahlen für den vierzehntägigen Breibedarf des Babys durchschnittlich 22 Euro mehr (bei Zwillingen also 44 Euro), Windeln schlagen mit zehn Euro Mehrkosten (Zwil-

linge 20 Euro) im Vergleich zum Kauf in Deutschland zu Buche.

Italien, + 49 Prozent (74 Euro):
Auch Familien, die einen „Bella Italia"-Urlaub planen, sollten sich bei den Preisunterschieden für Windeln und Co. überlegen, etwas Platz im Gepäck zu lassen, vor allem für Windeln und Schnuller. Diese kosten in Italien nämlich durchschnittlich jeweils knapp zehn Euro mehr. Bei Zwillingen immer nochmal mit 2 multiplizieren.

Niederlande, + 37 Prozent (68 Euro):
Im Durchschnitt 18 Euro mehr (Zwillinge 2 mal 18 Euro) kostet das Baby-Rundum-sorglos-Paket für einen zweiwöchigen Urlaub im Land der Tulpenfelder und Windmühlen. Tipp: Wer das Geld lieber anderweitig investieren möchte, der nutzt den Kofferraum für den Transport der für den gesamten Familienurlaub benötigten Babyutensili-

en. Für die vergleichsweise kurze Strecke in die Niederlande lohnt sich das etwas engere Sitzen allemal.

Portugal, + 37 Prozent (68 Euro):

Kräftig sparen können Familien auf ihrer Portugalreise, wenn sie sich vor dem Start mit Babybrei eindecken, statt diesen vor Ort zu kaufen. Um die 13 Euro (Zwillinge mal 2) mehr werden im Südwesten der Iberischen Halbinsel im Schnitt preislich für Äpfel, Birnen, Bananen und Co. im Glas fällig. Der Preis für Windeln für zwei Wochen ist mit durchschnittlich fünf Euro dagegen nur unwesentlich teurer als in der Heimat.

Schweden, + 26 Prozent (63 Euro):

Den Windeltransport nach Schweden können sich Eltern getrost sparen, denn hier sind diese im Durchschnitt sogar einen Euro günstiger. Wer mit dem Auto anreist, kann zusätzlich sparen. Denn der Platz im Auto kann optimal für Breigläschen genutzt werden. In Schweden treiben Babykostgläschen die Ausgaben nämlich nach oben und kosten im Durchschnitt fast doppelt so viel wie in der Heimat.

Österreich, + 24 Prozent (62 Euro):

Ganz anders als in Skandinavien sieht es bei den Österreichern aus. Hier unterscheiden sich die Preise für Babyutensilien kaum von denen in Deutschland. Für Windeln müssen Eltern durchschnittlich 9 Euro mehr in ihrem Urlaubsbudget berücksichtigen. Für zwei Wochen Familienurlaub bei unseren Nachbarn kann dafür aber das Extragepäck für Gläschen und Schnuller entspannt zu Hause bleiben.

* FeWo-direkt erhob im Mai 2018 stichprobenartig Preise verschiedener Marken für Windeln, Babybreigläschen und Schnuller für beliebte Reiseländer der Deutschen (Dänemark, Niederlande, Schweden, Deutschland, Frankreich, Italien, Österreich, Schweiz, Portugal und Spanien) unter Berücksichtigung verschiedener Vertriebswege. Aus den erhobenen Daten wurde ein durchschnittlicher Preis pro Windel (Größe 4), Breigläschen (125 g) und Schnuller (in der Regel 2er-Pack) errechnet, als Paketpreis zusammengefasst und auf einen durchschnittlichen Verbrauchswert eines sechs bis neun Monate alten Babys für einen zweiwöchigen Familienurlaub hochgerechnet. Alle Preisangaben sind gerundet. Für Zwillinge natürlich immer mal zwei rechnen.

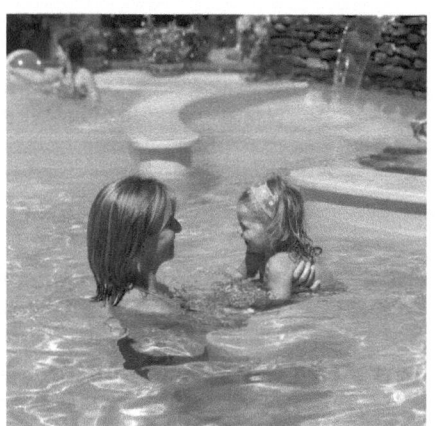

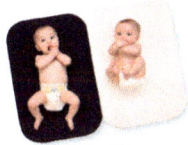
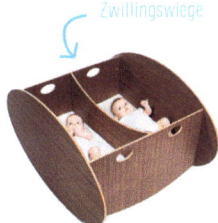
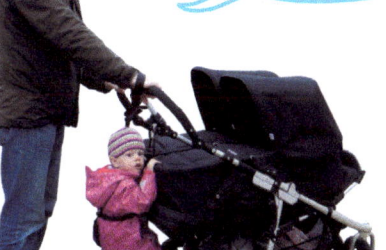

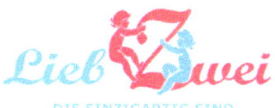
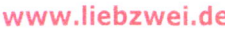
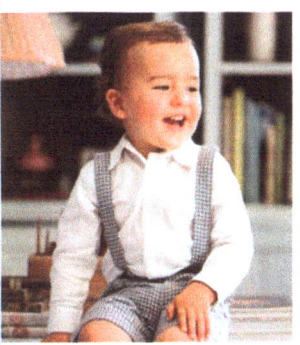
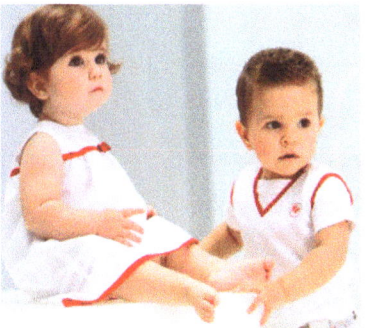
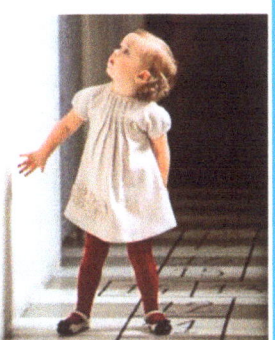

Fußball-WM & Zwillinge: wir ~~jubeln~~ trauern gemeinsam!

*) hat leider nichts genutzt. Zwillinge tragen zur Fußball-WM-Zeit nicht nur die passenden Windeln (ZWILLINGE Nr. 32), sondern auch das passende Outfit. Ja sogar Katzen machen mit, wenn der Zwillingsbruder keine Zeit hat ... Geholfen hat es leider trotzdem nichts.

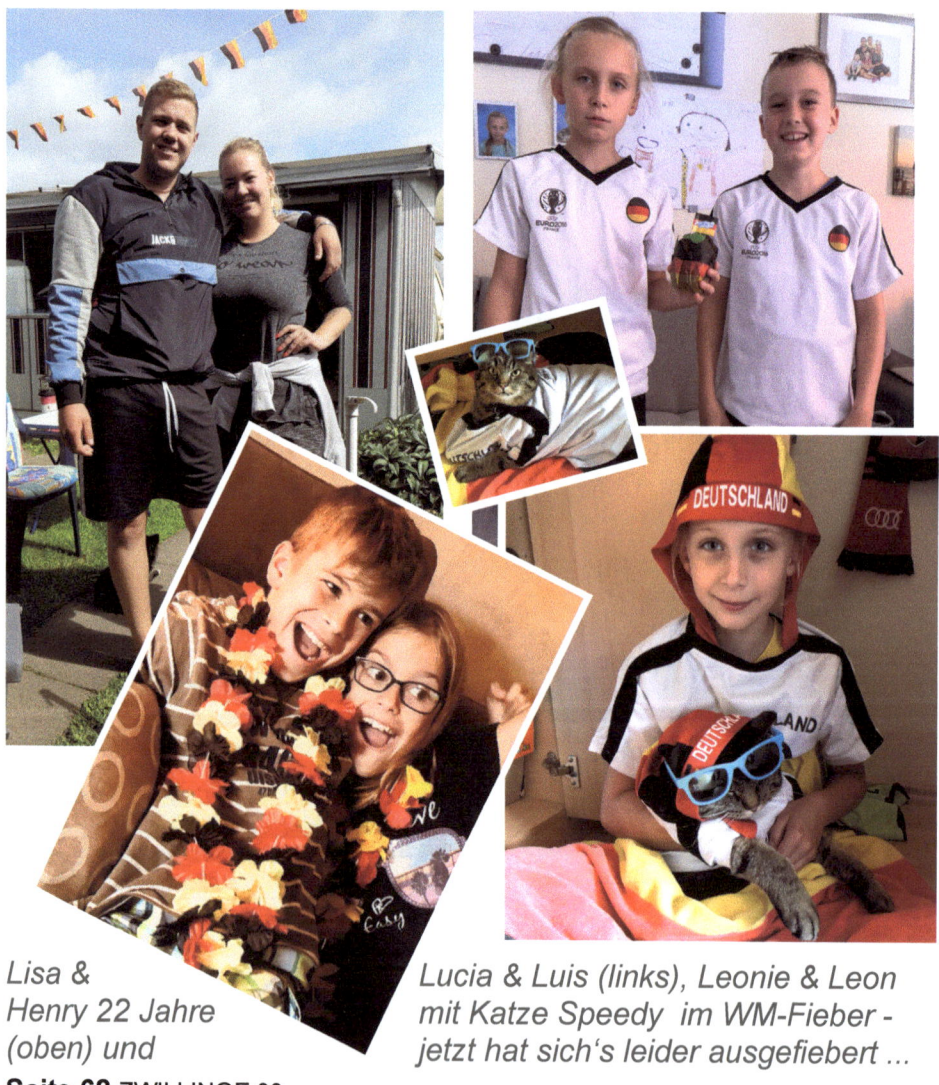

Lisa & Henry 22 Jahre (oben) und

Lucia & Luis (links), Leonie & Leon mit Katze Speedy im WM-Fieber - jetzt hat sich's leider ausgefiebert ...